대한민국 최고의 명의가 들려주는

뇌종양

SNUH 서울대학교병원
Health+

대한민국 최고의 명의가 들려주는

뇌종양

초판 1쇄 발행 2024년 12월 30일

지은이 박철기

펴낸곳 서울대학교출판문화원
주소 08826 서울 관악구 관악로 1
도서주문 02-889-4424, 02-880-7995
홈페이지 www.snupress.com
페이스북 @snupress1947
인스타그램 @snupress
이메일 snubook@snu.ac.kr
출판등록 제15-3호

ISBN 978-89-521-3912-2 04510
978-89-521-1498-3 (세트)

SNUH 서울대학교병원 Health+

대한민국
최고의 명의가
들려주는

뇌종양

박철기 서울대학교병원 신경외과 교수

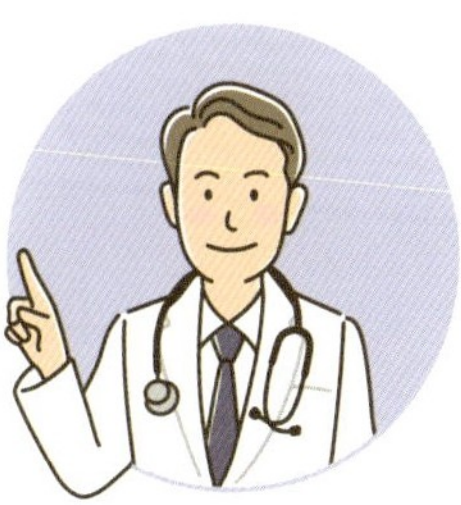

서울대학교출판문화원

발간사

첨단 지식정보화 사회에 들어 눈부신 의학 발전에도 불구하고 여전히 병마와 싸우는 수많은 환자들이 있기에 우리는 한시도 마음이 편할 수가 없습니다.

서울대학교병원 Health⁺ 시리즈는 정보의 홍수 시대에 근거가 빈약한 의학 정보가 무분별하게 난무하는 상황에서 의학적 근거와 기준을 제시하며 표준화된 건강 정보를 제공하고자 기획되었습니다.

특히 이 시리즈는 위암을 시작으로 유방암, 간암, 췌장암 등 다양한 암 질환과 각종 질병까지 의료진이 오랜 기간 걸쳐 축적해 온 경험과 의학 지식을 알기 쉽게 풀어 내고 있습니다. 또한 각 질환별로 증상, 진단, 치료, 재활, 건강관리 등 환자들이 궁금해하는 점을 중심으로 일반인들도 이해하기 쉽게 구성되어 있습니다.

무엇보다 이 시리즈를 통해 서울대학교병원 최고 명의

들이 건강과 질병에 대한 전문 지식을 국민들과 함께 공유함으로써, 국가중앙병원으로서 국민 건강관리의 올바른 방향을 제시하고 평생 건강을 계획하며 관리할 수 있게 된 것은 정말 소중한 일이 아닐 수 없습니다. 더욱이 독자들의 관심과 요구에 부응하여 Health⁺ 시리즈를 다양한 질병으로 확장해 발간하게 되어 기쁘게 생각합니다.

이 책의 발간에 수고를 아끼지 않은 원고 집필 교수진과 서울대학교출판문화원 편집진에게 감사를 드리며, Health⁺ 시리즈 발간이 우리 모두의 건강한 미래를 밝히는 소중한 길잡이로서 국민 모두가 더욱 건강하고 행복한 삶을 영위해 나가는 뜻깊은 계기가 되기를 기대합니다.

서울대학교병원장

이 책을 펴내며

이 책의 집필을 의뢰받고 바쁘다는 핑계로 차일피일 시작을 미루던 차에 의과대학 증원이라는 커다란 사회적 이슈가 의료계 전체를 삼켜 버리는 사태가 발생하고 말았다. 종합병원의 전공의, 전임의가 병원을 떠나며 전국적으로 정상적인 진료가 이루어지지 못하게 된 지 벌써 여러 달이 흘렀다. 필자와 같은 외과의사이자 교수는 수술이 줄고 교육의 의무가 사라지면서 의외로 시간 여유가 생겼다. 물론 치료가 시급한 악성 뇌종양 환자의 수술을 진행하면서 그동안 다른 의료진에게 의존했던 모든 일을 홀로 도맡아 하다 보니 힘든 부분도 있었다. 그러나 환자의 입원부터 수술, 퇴원까지 전 과정을 직접 돌보면서 환자들의 고충과 우리나라 의료 시스템의 문제점을 돌아보는 계기가 되었다. 아무쪼록 사태가 좋은 방향으로 해결되어 가까운 미래에는 우리나라 의료 시스템이 옳은 길로 변화해 있기를 바라는 마음이다.

과거 영화나 드라마에서 주인공이 불치병에 걸리는 스토리라인에 뇌종양이 자주 등장하다 보니, 일반인에게 뇌종양은 무시무시한 병으로 인식되는 듯하다. 내 경험으로도 뇌종양 진단을 받은 환자들은 걱정 때문에 거의 초주검이 된 상태로 외래를 방문하는 경우를 자주 보았다. 그러나 뇌종양 중에는 병의 진행 속도가 빠르고 심각한 후유증을 남기며 완치가 어려운 치명적인 경우도 분명히 있지만, 종양의 성장 속도가 느리거나 성장을 거의 멈추어 별다른 치료 없이도 생명에 영향을 주지 않고 평생 무증상으로 지낼 수 있는 경우도 많다. 다른 장기의 암종과 달리 뇌암 대신 뇌종양이라는 말을 흔히 사용하는 이유도 양성 종양의 빈도가 훨씬 높기 때문이다.

이 책은 뇌종양에 대한 정확한 지식을 일반인이 쉽게

이해할 수 있도록 전달하여 뇌종양에 대한 막연한 공포감을 해소하고 올바른 가이드 역할을 할 수 있도록 집필했다. 다른 암종과 비교했을 때 상대적으로 희귀질환인 뇌종양은 나이가 많을수록 발병률이 높아지는 특성 때문에 고령화 사회가 급속도로 진행 중인 우리나라에서는 환자가 점점 늘어나고 있다. 또한 뇌종양의 정확한 진단과 치료는 선진국과 후진국에서 극명하게 차이를 보인다. 다행히 우리나라는 뇌종양의 진단과 치료에서 세계 최고 수준이어서 환자들이 안심하고 최상의 치료를 받을 수 있다.

그러나 예후가 극히 불량하고 치료가 어려운 뇌종양 환자의 경우 불안한 마음에 출처를 알 수 없는 잘못된 정보나 입증되지 않은 경험을 온라인에서 접하고 맹신하여 그릇된 판단을 내리기 쉽다. 아무리 온라인 소통법이 일반화된 사회라 해도 자신의 병을 마치 맛집을 고르거나 물건을

살 때처럼 입소문이나 리뷰, 댓글에 의존해 치료할 수는 없지 않은가?

아무쪼록 이 책이 짧은 진료시간 탓에 질문하지 못했던 궁금증을 해소하고 환자들이 보다 평온한 마음으로 뇌종양에 슬기롭게 대처해 나가는 데 도움이 되기를 희망한다. 마지막으로 바쁜 가운데에서도 본인들의 전문 영역을 세세하게 검토해 주고 조언을 아끼지 않은 피지훈, 김용휘, 김민성 교수님께 감사를 전한다.

2024년 11월

박철기(서울대학교병원 신경외과)

차례

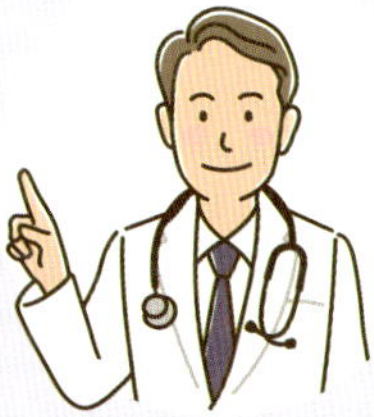

Health

BRAIN TUMOR

01 뇌종양이란?

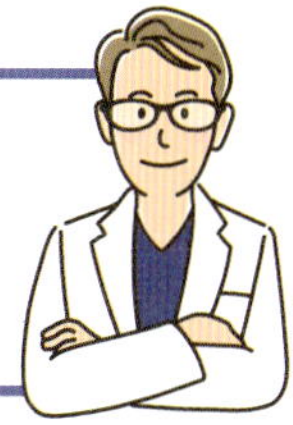

뇌의 구조와 뇌종양

우리 몸에서 가장 중요한 장기인 뇌는 단단한 두개골을 비롯해 두개골을 둘러싸는 두피와 근막, 두개골 내부의 비교적 질긴 뇌수막(경막)에 의해 보호받는다. 뇌수막 안에서 뇌는 뇌척수액이라는 맑은 액체에 둥둥 떠 있다. 뇌 내부에는 뇌척수액이 물주머니 형태로 모여 있는 뇌실이라는 공간이 있고 뇌실은 2개의 측뇌실과 제3뇌실, 제4뇌실이 연결되어 있다. 뇌척수액은 뇌실에서 생성되어 지속적으로 중추신경계 전체를 순환하면서 정수리 부근의 뇌수막에 위치한 정맥동으로 흡수된다.

뇌는 크게 대뇌와 소뇌로 나뉜다. 대뇌와 소뇌의 연결 부위인 중뇌 및 뇌간에서는 12쌍의 뇌신경이 나와 두개저

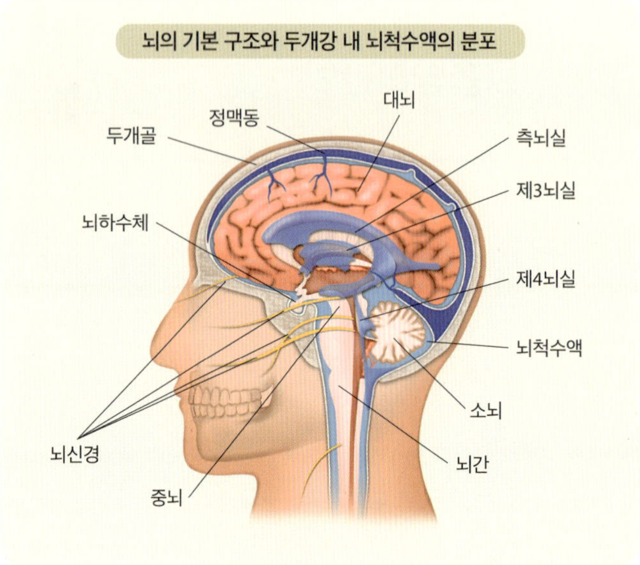

부위를 관통하여 머리와 목의 근육과 감각기관에 분포하며 고유의 기능을 담당한다. 또한 시신경이 교차하는 앞쪽 대뇌 바닥의 말안장 부위에는 뇌하수체라는 호르몬 분비기관이 뇌와 직접 연결되어 있다.

뇌종양은 두개골로 둘러싸인 두개강 내에서 발병하는 모든 병변을 가리키며, 넓은 의미로 두개골과 두피에 발생한 종괴까지 포함한다. 일반적으로 뇌종양은 비정상적인 세포 증식으로 인해 종괴가 형성되는 경우를 말하지만, 비정상으로 액체나 특정 물질이 축적되어 생기는 경우도 있다.

축내 종양과 축외 종양

두개강에 발생하는 뇌종양은 크게 '축내 종양(intra-axial tumor)'과 '축외 종양(extra-axial tumor)'으로 구분할 수 있다. 여기서 '축'은 '신경축'을 의미하는데, 뇌와 척수로 이루어진 중추신경계는 태아 발생 초기 단계에 빨대 모양의 신경축이 복잡하게 분화하고 구부러지면서 형성된다. 따라서 축내 종양은 신경축 내부, 즉 뇌 조직 안에서 발생한 종양을 말하며, 축외 종양은 해부학적으로 뇌 밖(뇌막, 두개골, 뇌하수체, 뇌신경 등)에 위치하는 종양을 가리킨다. 축내 종양은 뇌 안에서 경계가 불분명하고 주변의 조직을 파고 들면서 성

축내 종양과 축외 종양의 모식도

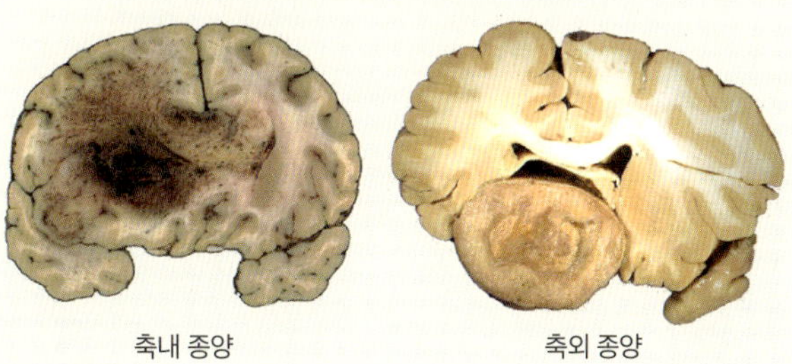

축내 종양
- 뇌 안에서 경계가 불분명
- 치료가 까다롭고 악성 종양인 경우가 많음
- 예: 신경교종(glioma)

축외 종양
- 비교적 경계가 명확
- 뇌를 침범하지 않는 양성 종양인 경우가 많음
- 예: 뇌수막종(meningioma), 뇌하수체선종(pituitary adenoma), 신경초종(schwannoma)

장하는 경우가 대부분이라 치료가 까다롭고 악성인 경우가 많다. 반면에 축외 종양은 비교적 경계가 명확하고 뇌를 침범하지 않는 양성 종양인 경우가 많다.

02 뇌종양의 발생률

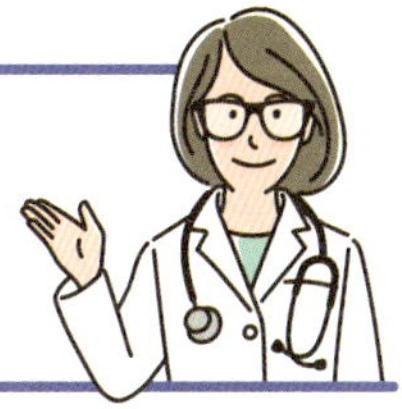

뇌종양은 뇌에서 일차적으로 발생한 '원발성 뇌종양'과 다른 장기의 암이 뇌로 전이된 '전이성 뇌종양'으로 나눌 수 있다. 전이성 뇌종양이 원발성 뇌종양보다 발생 빈도가 높으며, 폐암으로부터 전이된 경우가 가장 많고 그 다음이 유방암이다. 다른 모든 암종에서도 뇌로 전이되는 것이 가능하나 위암, 대장암, 갑상선암 등은 발생 빈도에 비해 뇌로 전이되는 경우가 드문 편이다.

최근 암 치료 성적이 전반적으로 향상되어 암 환자의 생존 기간이 늘어나면서 전이성 뇌종양의 발생 빈도도 증가하는 추세이다. 보통 폐암 환자의 약 절반에서 투병 기간 중 전이성 뇌종양이 발생한다고 한다. 전이성 뇌종양은 다발성으로 발견되는 경우가 많으며 치료는 결국 원발

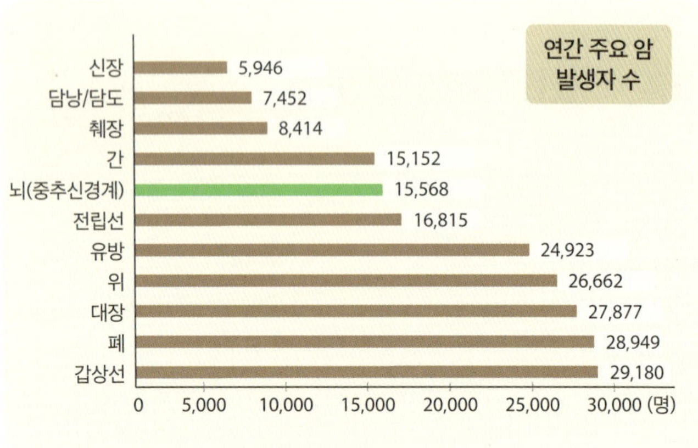

출처: 한국중앙암등록본부 암 등록 통계(2020)

부위 암과 연관해서 결정해야 하므로 이 책에서는 전이성 뇌종양에 대해서는 별도로 다루지 않겠다.

우리나라의 원발성 뇌종양 발생 빈도

원발성 뇌종양은 2020년 한국중앙암등록본부 통계에 따르면 전국에서 1만 5,568명이 새롭게 진단되어 인구 10만 명당 30명 정도가 발생한다고 볼 수 있는데, 이는 간암 발생률과 비슷한 수치이다. 원발성 뇌종양의 경우 소아와 성인에서 주로 발생하는 종양의 종류가 다르다. 소아는 암 자체의 발생 빈도가 성인에 비해 현저히 낮지만, 뇌종양 중 수

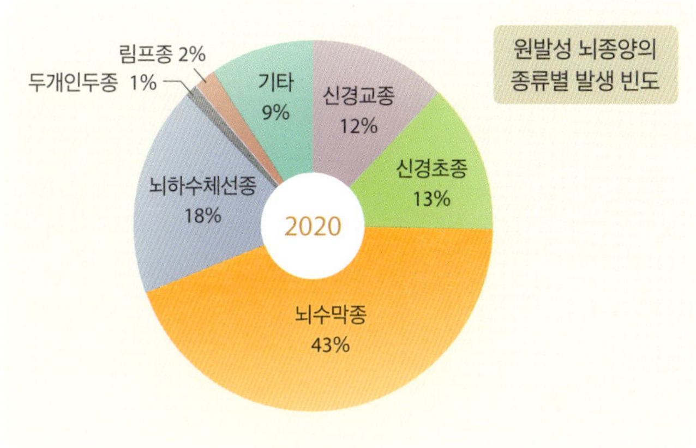

출처: 한국중앙암등록본부 암 등록 통계(2020)

모세포종(medulloblastoma)과 생식세포종(germ cell tumor)은 소아 연령에서 발생하는 특징적인 종양이라고 할 수 있다.

우리나라 성인에게 가장 흔히 발병하는 원발성 뇌종양은 뇌수막종이며 뒤를 이어 뇌하수체선종, 신경초종, 신경교종 순으로 진단된다. 대체로 연령이 높을수록 발생 빈도가 증가하는 경향이 있다. 이와 같이 원발성 뇌종양 중 80퍼센트 정도가 뇌수막종, 뇌하수체선종, 신경초종과 같은 양성 종양이어서 다른 장기의 경우와 달리 뇌암보다는 뇌종양이라는 좀 순화된 단어로 통용되고 있다.

뇌종양 발생 빈도의 변화

전 세계적으로 뇌종양의 발생률 자체에는 예나 지금이나 변화가 없다. 그러나 21세기에 들어서 우리나라는 대표적인 저출산 국가로 등극하고 노인 인구가 빠르게 증가해 2010년 이후 소아 연령의 종양 발생 빈도는 점차 줄어드는 반면 성인 뇌종양 환자는 빠르게 증가하는 추세이다. 2010년에는 원발성 뇌종양으로 진단된 환자가 1만 명 정도였는데 2020년에 1만 5,000명이 넘었으니 10년 사이에 50퍼센트 이상 늘어난 것이다. 뇌종양 환자의 증가는 정기검진 등에서 뇌 MRI나 CT 촬영이 자주 이루어지면서 무증상의 양성 종양이 우연히 발견되는 빈도가 늘어난 것도 주요 원인으로 꼽을 수 있다.

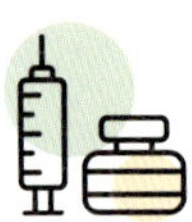

03 뇌종양의 증상과 진단 방법

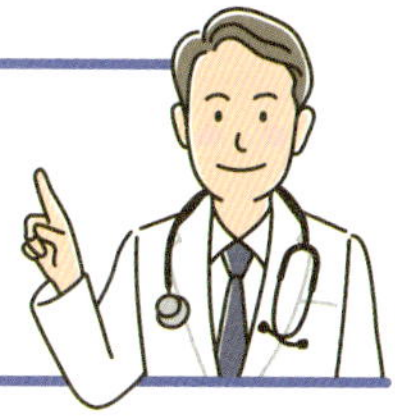

뇌종양의 진행 속도와 증상

뇌종양의 증상 발현 여부와 양상은 종양의 진행 속도 및 위치에 따라 달라진다. 종양이 크다고 해서 반드시 증상을 유발하는 것은 아니며, 반대로 종양이 작더라도 뇌의 주요 기능을 담당하는 부위에 발생하면 심한 증상이 나타날 수 있다. 양성 종양의 경우 크기가 매우 서서히 커지면서 두개강 내 주변 구조물을 압박하는데, 종양이 자라는 속도가 느리면 구조물들이 적응을 해서 어느 정도까지는 별다른 증상을 유발하지 않는다. 그러나 종양의 진행 속도가 빠르면 보통 다양한 증상이 나타난다.

뇌종양의 일반적인 증상

뇌종양 환자가 겪는 가장 흔한 증상은 두통이다. 그러나 두통은 매우 흔하게 나타나는 증상으로, 두통 환자 중 극히 일부만 뇌종양과 연관이 있다. 다시 말해 두통 때문에 검사를 하여 뇌종양이 발견되었더라도 뇌종양과 두통이 직접적인 관련이 없을 때가 더 많다.

뇌종양에 의한 두통을 의심해야 하는 경우는 다음과 같다. 두통이 지속적이면서 진통제에 효과를 보이지 않고 나날이 강도가 심해지는 경우, 아침에 기상할 때 더 심하고 오심(메스꺼움)과 구토가 동반되는 경우, 다른 신경학적 증상이 동반되는 경우 등이다. 갑작스럽게 시작된 심한 두통은 대부분 뇌혈관 질환과 연관이 있지만, 드물게 종양에서 출혈이 발생했기 때문일 수도 있으며 이는 의식 소실로 이어지기도 한다. 뇌종양과 관련된 두통은 종양으로 인해 두개강 내압(뇌압)이 상승하거나 뇌막 또는 뇌신경이 자극되어 나타난다.

어지럼증도 뇌종양 환자가 많이 호소하는 증상 중 하나인데, 이는 이석증 등과 연관이 있는 현훈(眩暈)과 구분해야 한다. 현훈은 천정이나 주변 환경이 흔들리거나 빙글빙글 도는 것처럼 느끼는 증상으로, 주로 내이에 문제가 있을

Memo

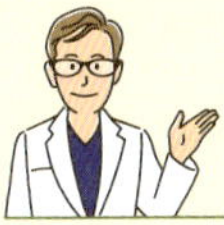

뇌종양이 있으면 왜 두통이 생길까?

뇌는 무통 기관이다. 깨어 있는 상태에서 뇌를 만져도 아무런 감각을 느끼지 못한다. 따라서 두통은 뇌종양이 뇌를 압박하거나 자극해서는 생기지 않고 다음과 같은 원인으로 발생한다.

- **두개강 내압 상승**: 뇌와 뇌척수액이 들어 있는 딱딱한 두개강 안에 뇌종양이 생겨서 빠른 시간 안에 부피를 차지하게 되면 압력이 올라가 두통을 유발한다. 또한 뇌종양으로 인해 뇌척수액이 순환되지 않아 두개강 내에 뇌척수액이 고여도 압력이 올라간다. 이런 경우 기침을 하거나 누울 때 두통이 심해지기도 한다.
- **뇌수막 자극**: 뇌를 둘러싸고 있는 뇌수막은 통증에 민감하여, 뇌수막이 자극되면 두통이 유발될 수 있다.
- **뇌혈관 변화**: 뇌종양 주변의 혈관이 팽창하거나 압박을 받으면 혈류 변화가 생기거나 혈관이 자극되어 두통이 발생할 수 있다.
- **신경 압박 및 자극**: 뇌종양이 뇌에서 나오는 감각 뇌신경을 압박하거나 자극하면 통증을 유발할 수 있다.

Memo

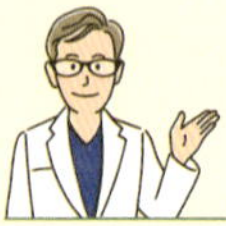

뇌전증이 있으면 뇌종양이 발병하거나 재발한 것인가?

- 뇌종양 환자 중 3분의 2는 최초 발현 증상은 아니더라도 치료 과정 중 한 번 정도는 뇌전증을 경험한다. 그러나 뇌전증의 원인은 너무나 다양해서 뇌전증 환자가 뇌종양이 있을 확률은 10퍼센트 이하이다.
- 뇌전증 병력이 없더라도 뇌종양 수술 시에는 단기간 뇌전증 약을 투여하는데 이는 뇌 수술 자체가 자극이 되어 뇌전증을 유발할 수 있기 때문에 이를 예방하기 위함이다. 그러나 수술 전후에 뇌전증이 발생하지 않으면 뇌전증 약을 바로 중단해도 된다.
- 뇌종양 치료 과정 중 뇌전증이 발생했다면 뇌 MRI를 촬영해 종양의 재발이나 진행 여부를 확인해야 한다. 그러나 30퍼센트 정도는 종양과 상관없이 뇌전증이 발생하기도 한다.
- 일단 뇌전증이 발생하면 뇌전증 약을 복용해야 하며 보통 장기 복용이 필요하다.

때 발생한다. 일반적으로 현훈은 시간이 지나면 완전히 회복된다. 뇌종양과 관련된 어지럼증은 종양이 소뇌나 뇌간, 뇌의 시각중추 등에 영향을 줄 때 나타날 수 있으며, 이 경우 평형장애와 같은 다른 신경학적 증상을 동반한다.

뇌전증(전간증, 간질, 경기)은 뇌종양의 중요한 증상으로, 특히 성인이 처음 경험하는 경우라면 반드시 검사가 필요하다. 뇌전증은 의식 소실 없이도 발생할 수 있다. 운동 이상, 감각 이상, 시각 이상, 후각 이상, 이상한 느낌이나 행동이 반복된다면 뇌전증을 의심해 보아야 한다. 뇌전증은 악성 뇌종양에서도 발생할 수 있지만, 양성 뇌종양에서 더 흔한 증상이다.

뇌종양의 신경학적 증상

다양한 신경학적 증상은 뇌종양의 위치와 연관이 있다. 전두엽에 종양이 침범하거나 영향을 주면 성격 변화, 인지기능 장애, 언어 장애, 정신과적 문제, 행동 이상, 시각 및 후각 이상 등이 유발될 수 있으며, 운동중추에 종양이 발생하면 종양이 위치한 반대편에 운동기능 저하가 나타난다. 이러한 증상의 발생 여부와 그 정도는 환자가 주로 사용하는 뇌(우성반구)가 어느 쪽이냐에 따라 크게 달라진다. 오른손

뇌의 부위별 종양 관련 신경학적 증상

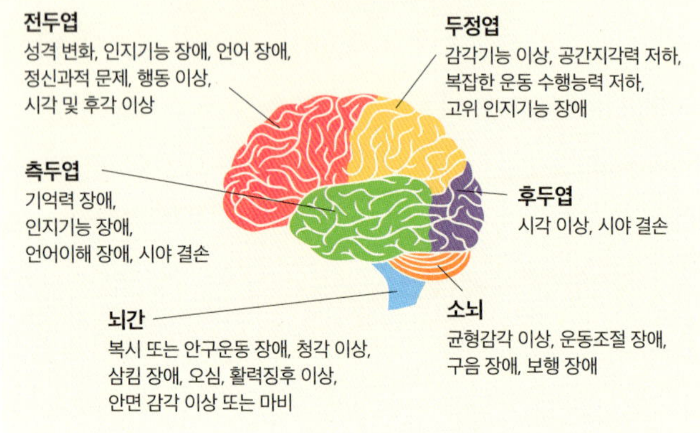

잡이는 왼쪽 뇌가 우성반구일 확률이 높다. 종양이 측두엽에 위치하면 기억력 장애, 인지기능 장애, 언어이해 장애, 시야 결손 등이 나타날 수 있으며 뇌전증이 발생할 확률이 다른 뇌 부위보다 높다. 두정엽의 경우 감각기능 이상, 공간지각력 저하, 복잡한 운동 수행능력 저하, 계산과 같은 고위 인지기능 장애 등이 종양의 좌우 위치에 따라 다르게 나타날 수 있다.

후두엽은 시각 이상이나 시야 결손과 관련 있다. 소뇌에 종양이 발생하면 균형감각 이상, 운동조절 장애, 구음 장애, 보행 장애 등이 주요하게 나타난다. 모든 신경다발이나 뇌신경핵이 모여 있는 뇌간이나 연수 부분은 대부분의 신경학적 증상이 모두 나타날 수 있는데 특히 복시 또는 안구 운동 장애, 청각 이상, 삼킴 장애, 오심, 안면 감각 이상이나 사지마비뿐 아니라 호흡, 혈압, 심장박동과 같은 생명 유지에 필수적인 기능에 이상이 올 수도 있다.

뇌종양 진단은 MRI로

뇌종양이 의심되는 증상이 나타나면 즉시 뇌 MRI를 촬영하는 것이 좋다. 뇌종양을 진단하기 위해서는 조영제를 투여해 촬영해야 하며, 좀 더 정확한 진단과 종양의 종류를 예측하기 위해 특수한 정밀 MRI 촬영이나 PET 검사가 필요한 경우도 있다. 뇌 CT로도 뇌종양을 진단할 수 있으나 정확도나 민감도가 MRI에 비해 많이 떨어진다. 뇌 MRI 소견만으로 뇌종양 여부가 불분명하여 일정 기간 후에 MRI를 반복 촬영해 병변의 변화를 보고 판단해야 하는 경우도 종종 있다.

Memo

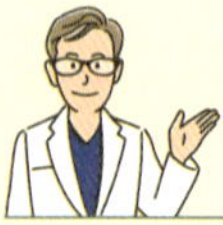

뇌 MRI의 종류

뇌 MRI를 촬영해 뇌종양으로 진단한 뒤에도 다시 MRI를 촬영하는 경우가 있다. 왜 반복해 MRI를 촬영하는 것일까?

- 보통 건강검진에서 촬영하는 뇌 MRI는 조영제를 사용하지 않고 심각한 병변 유무만 확인 가능한 기본적인 강조 영상을 촬영하는 것이다. 여기서 뇌종양이 확인되면 뇌종양의 종류와 성격을 파악하고 종양의 정확한 크기를 측정하기 위해 조영제를 주사하고 촬영해야 한다.
- 뇌종양의 종류와 위치에 따라 치료 계획을 수립하고 뇌종양의 정밀 감별 진단을 위해 특정 부위를 집중 촬영하거나 특수한 영상을 추가하는 MRI가 필요할 수 있다.
- 뇌종양과 관련된 뇌혈관에 대한 정보를 얻기 위해 혈관을 별도로 촬영하는 MRA나 MRV가 필요한 경우도 있다.
- 뇌종양의 위치나 범위에 따라 수술 시 뇌 기능을 보존하기 위해 언어와 운동 기능을 담당하는 뇌의 위치와 신경경로를 파악하는 기능성 MRI나 DTI 검사를 하는 경우도 있다.
- 수술 시 정확한 위치 선정을 위한 네비게이션 MRI를 수술 전날 촬영하고, 수술 후 48시간 이내에 종양 제거 정도와 뇌손상 여부를 파악하기 위해 MRI를 촬영한다.

04 뇌종양의 확진

조직학적 진단과 유전학적 검사

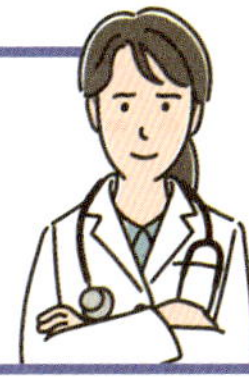

영상의학적 진단과 조직학적 진단

뇌종양 확진은 수술로 제거하거나 조직에서 일부 채취하여 얻은 종양 검체의 미세현미경 소견을 바탕으로 내린 조직학적 진단을 의미한다. 영상의학적 소견만으로는 확진이라고 말할 수 없다. 양성 축외 종양의 경우 대부분 MRI 소견만으로 진단과 치료 계획 수립이 가능하지만, 100퍼센트 확실한 것은 아니기에 역시 임상진단으로만 인정된다.

특히 축내 종양은 MRI 소견과 조직학적 진단이 일치하지 않는 경우가 많고, 종양의 진단 분류에는 조직에서 얻은 유전학적 결과가 중요하다. 따라서 치료 계획을 수립하기 위해서는 반드시 조직학적 확진이 필요하다.

✚ 조직학적 확진을 위한 뇌종양 조직 확보

영상의학 검사에서 뇌종양 여부가 불분명한 경우, 뇌종양 중 항암 치료나 방사선 치료가 일차적인 치료로 고려되는 림프종과 배아세포종 등이 의심되는 경우, 그리고 종양의 범위와 위치를 고려할 때 수술적 절제가 불가능한 경우에는 종양을 전부 제거하지는 않더라도 조직학적 확진이 필요하다. 이때 두개골에 작은 구멍을 뚫는 천공술 후 뇌정위적 방법을 통해 바늘을 종양에 접근시키거나 내시경을 이용해 종양 조직 일부를 생검하여 조직학적 진단을 한다. 그

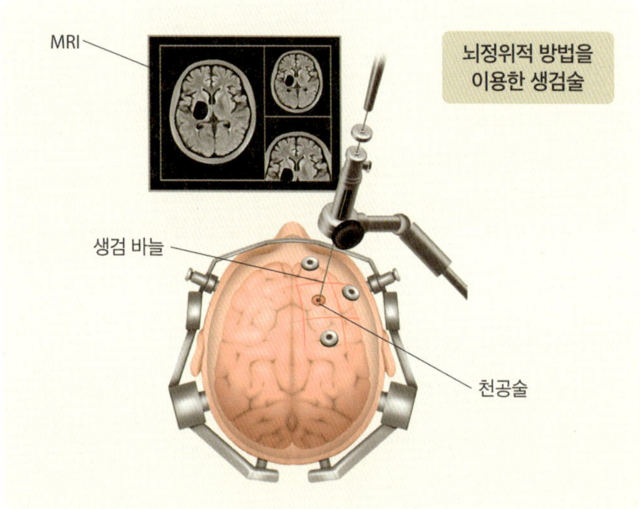

외에 제거가 필요하거나 제거할 수 있는 뇌종양은 별도의 생검 절차 없이 개두술이나 내시경을 통한 수술로 제거한 뒤 종양 조직을 병리과로 보내 조직학적 진단을 한다.

✚ 뇌종양 조직에서 유전학적 검사는 유전자 패널로

대부분의 병원에서 조직학적 진단은 수술 후 1주에서 3주 사이에 이루어지며, 종양 조직에서 유전학적 검사가 필요한 경우 2~4주의 시간이 추가로 소요된다. 최근에는 수십에서 수백 개의 뇌종양 관련 유전자를 한꺼번에 읽어내 분석하는 유전자 패널 검사를 통해 시간과 비용을 많이 줄일 수 있게 되었다. 유전자 패널 검사가 어려운 환경에서는 주요 유전자별로 각각 분석을 시행하기도 한다. 신경교종과 같은 축내 종양은 진단 분류에 유전학적 특성이 반영되므로 확진을 위해서는 유전학적 검사가 필요한 경우가 많다. 특히 조직학적·유전학적 진단을 통해 종양의 악성도가 결정되기 때문에 이를 통한 확진은 치료 방침을 정하는 데 있어서 필수적이다.

여기서 오해하지 말아야 할 것은 유전학적 검사를 한다고 해서 뇌종양이 대를 이어 유전되는 병이라는 의미는 아니라는 점이다. 물론 뇌종양이 잘 생기는 일부 유전성 증후군은 가족력이 있지만 대부분의 뇌종양은 유전되지 않는 체세포 돌연변이에 의해 발생한다. 뇌종양세포에서 발견되는 체세포 돌연변이나 다른 유전학적 이상은 그 원인이 아직 정확히 밝혀지지 않아서 대부분의 뇌종양 발생 원인은 미상이라고 해야 할 것이다.

05 뇌종양의 악성도

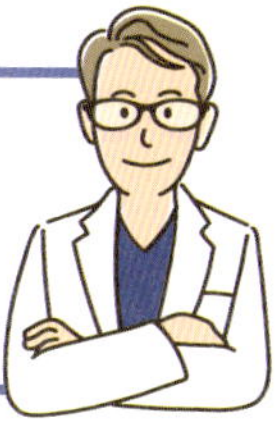

뇌종양의 진단 분류는 세계보건기구(World Health Organization, WHO)에서 발간하는 『중추신경계 종양 분류』의 기준이 전 세계적으로 통용되고 있다. 이에 따르면 조직학적·유전학적 특성에 따라 분류되는 뇌종양 종류는 100여 종이 넘는다. WHO 진단 분류 기준에서는 뇌종양의 악성도를 4단계로 나누며 단계가 올라갈수록 악성도가 높아 예후가 좋지 않다. 학계에서는 보통 1·2등급을 저등급으로, 3·4등급을 고등급으로 구분하는데, 일반적으로는 편의상 저등급을 양성, 고등급을 악성으로 여기는 경향이 있다. 양성 종양은 천천히 성장하며 완전히 제거하면 재발률이 낮지만, 악성 종양은 그 등급이 높을수록 빠르게 진행하며 치료 후 재발률이 매우 높다. 학문적으로 인정받는 개념은 아니지만 뇌수

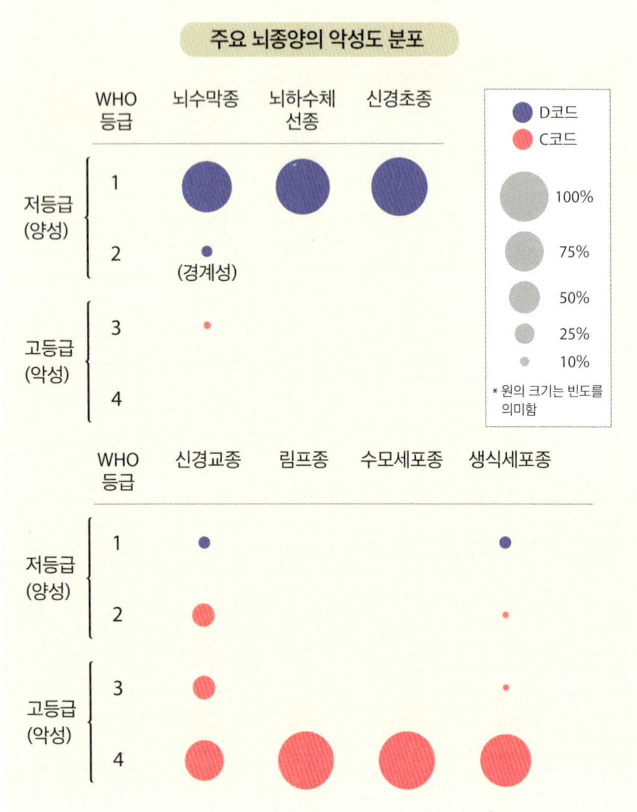

막종처럼 종양에 따라 2등급을 경계성으로 해석하는 통념도 있다. 악성도 등급이 우리나라 질병분류코드와 반드시 일치하는 것은 아니다. 예를 들어 보통 C코드는 악성 신생물을, D코드는 양성 신생물을 의미하지만 2등급인 신경교종도 임상적 성격을 고려하여 C코드로 분류된다.

한 가지 주의해야 할 점은 같은 등급이라도 세부 진단에 따라 예후가 다를 수 있다는 것이다. 물론 뇌종양의 세부 진단이나 악성도는 수술이나 생검을 통해 확진되면서 결정되며 MRI와 같은 영상의학적 진단으로는 추정만 할 수 있을 뿐이다. 뇌하수체선종은 거의 대부분 양성 종양이 확실하나 WHO 진단분류 체계에 아직 혼선이 있어서 등급이나 질병분류코드에 대해서는 논란의 여지가 있다.

Health

BRAIN TUMOR

06 뇌종양과 함께 살아가는 법

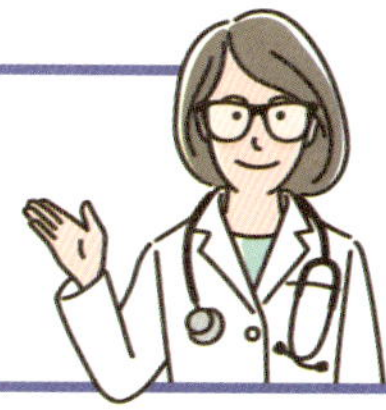

✚ 치료의 적기를 포착하라

뇌종양 진단을 받은 사람들 중 상당수는 건강검진이나 다른 검사를 통해 병을 우연히 발견해 걱정을 가득 안고 상급병원을 찾는다. 대개는 특별한 증상이 없거나 종양과 관련 없는 비특이적 증상을 호소하며, 검사 결과 뇌수막종, 뇌하수체선종, 신경초종과 같은 양성 축외 종양이 발견된 경우가 많다. 만일 발견된 뇌종양이 증상을 유발하는 것이 확실하다면 종양에 대한 치료가 필요하다. 그러나 MRI 소견상 양성 축외 종양이 확실하고 증상이 없다면 일정 기간 관찰하면서 종양의 특성을 파악하는 것이 좋다.

양성 종양은 1년간 종양 직경을 기준으로 수 밀리미터 이내로 천천히 성장하거나 거의 성장하지 않는 경우가 훨

사례 1 뇌수막종 환자의 자연 경과

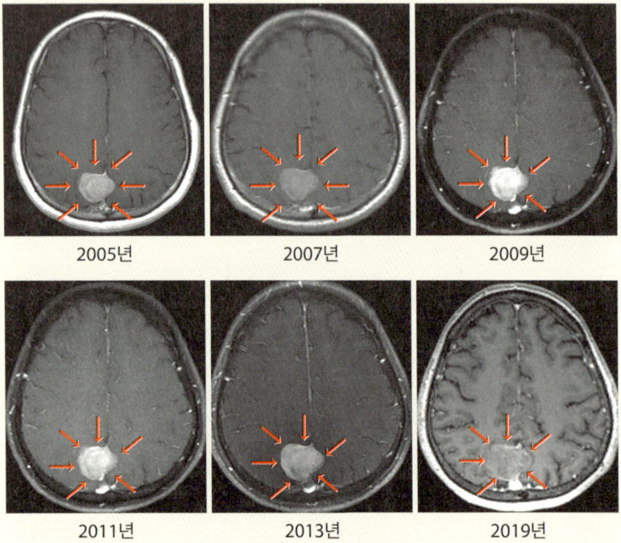

| 뇌수막종이 처음 발견된 2005년 당시 54세 여성으로 14년간 큰 변화가 없다.

씬 많으므로 관찰 기간 동안 종양의 성장 속도와 방향 등을 파악한 뒤 종양의 위치, 환자의 연령과 직업 등을 고려해 종양의 치료 여부와 적절한 치료 시기를 결정한다. 즉, 관찰 기간 중 종양이 증상을 유발하거나 가까운 미래에 종양이 성장하여 문제를 일으킬 것으로 예상되는 경우 치료를 결

사례 2 신경교종 환자의 자연 경과

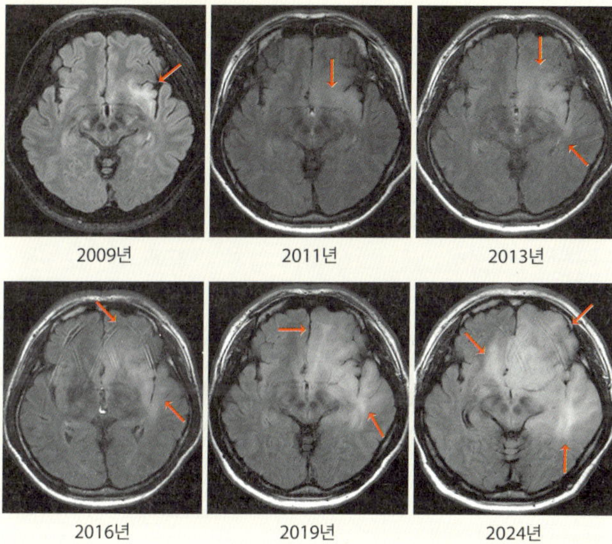

| 신경교종이 처음 발견된 2009년 당시 54세 남성 환자로, 15년 동안 종양 침범 범위가 점차 확대되다가 수술 후 성상세포종 3등급으로 확진되었다.

정할 수 있다. 그러나 종양이 성장하더라도 환자의 남은 생애 동안 큰 영향을 끼치지 않을 것이라고 판단된 경우에는 종양을 치료하지 않고 주기적인 모니터링만 하면서 뇌종양과 함께 살아가도 전혀 문제가 없다.

이처럼 반드시 치료가 필요하지 않은 뇌종양도 있지

만, 신경교종과 같은 축내 종양은 무증상이고 양성 종양처럼 보여도 특별한 경우를 제외하고는 발견했을 때 치료를 결정하는 것이 좋다. 왜냐하면 종양이 지속적으로 진행되면서 점차 치료가 어려워지고, 어느 순간 악성화가 진행될 수 있기 때문이다. 다만 신경교종 중에서도 MRI 소견상 진행 가능성이 거의 없다고 알려진 종양으로 보이거나 종양이 아닐 가능성이 있는 경우에는 경과 관찰을 하기도 한다.

07 뇌종양 치료의 시작 수술

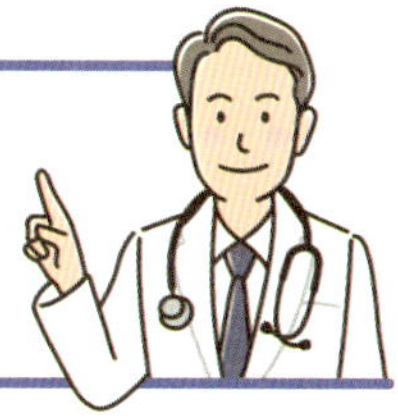

뇌종양 치료를 하기로 결정했다면, 앞서 언급한 조직학적 생검이 필요한 경우와 확진 없이 방사선 치료나 방사선 수술을 하는 경우, 그리고 일부 뇌하수체선종에서 약물 치료를 시도하는 경우를 제외하고는 종양 제거를 위한 수술을 가장 먼저 고려해야 한다.

개두술

뇌종양의 수술적 치료로 가장 대표적인 것은 개두술이다. 개두술이란 두개강 내 종양에 접근하기 위해 해당 부위의 두개골을 절개하고 뇌막을 열어 종양을 제거하는 수술이다. 종양을 제거한 뒤 두개골을 복원하므로 회복 후 외형적으로 수술 전과 큰 차이가 없다. 개두술을 적용할 위치와

5-ALA를 이용한 교모세포종 형광유도 수술

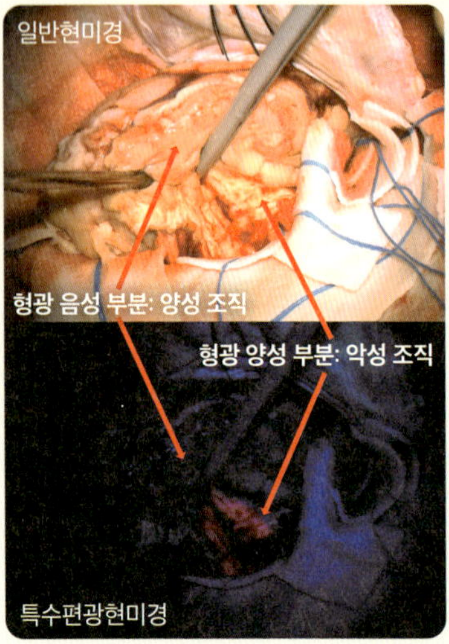

특수편광현미경으로 보면 악성도가 심한 뇌종양 세포가 있는 부위는 빨갛게 구분되어 보인다.

범위를 적절하게 계획하고, 뇌종양이 있는 위치를 정확하게 찾아 들어가기 위해 수술 시 네비게이션 시스템을 이용하며, 수술 전에 네비게이션 CT나 MRI를 촬영한다.

신경교종과 같이 경계가 불분명해서 정상 뇌 조직과 구분이 어려운 뇌종양의 경우, 보다 완벽하게 종양을 제거하기 위해 종양 세포에 형광물질을 반응시켜 특수편광현미경을 통해 종양 조직을 구분하는 형광유도 수술을 시행하기도 한다. 뇌종양 수술에 사용되는 대표적인 형광유도물질은 5-ALA로, 수술 전 환자가 경구로 복용하며 수술 후 형광물질이 다 배출될 때까지 하루 정도 직사광선에 노출되지 않도록 해야 한다.

또한 대부분의 종양 제거를 위한 개두술에는 정상 뇌나 뇌신경 기능을 최대한 보존하기 위해 수술 중 신경생리학적 감시 장치를 사용한다. 종양에 따라 언어와 같은 고위 기능 보존을 위해 필요한 경우 국소마취를 한 뒤 환자와 소통하면서 종양 제거를 진행하는 개두술 및 각성 수술을 하기도 한다.

두개골의 가장 아랫부분에 해당하는 두개저는 중요한 혈관과 뇌신경들이 복잡하게 지나가는 부위로, 여기에 종양이 발생한 경우 일반적인 개두술로는 접근이 어렵고 두개저 부위의 두개골을 갈아내면서 접근해야 한다. 두개저 수술에는 고도로 복잡한 해부학적 지식이 필요하며, 수술 시간이 보통의 개두술보다 훨씬 길고 위험도도 높다. 필요에 따라 이비인후과나 성형외과 등과 다학제적 접근이 필요하다.

내시경 수술

최근에는 내시경을 이용해 두개강 내로 접근하는 내시경 수술이 뇌종양 제거에도 점점 더 많이 적용되고 있다. 내시경 수술은 전통적으로 뇌하수체선종 제거에 가장 많이 적

개두술과 내시경 수술(경접형동 접근법)

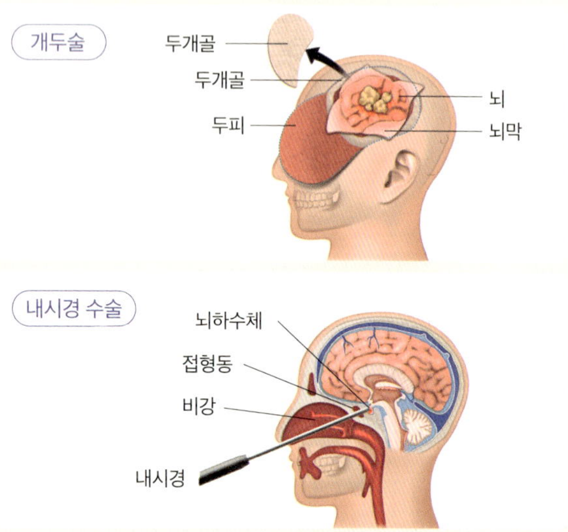

용되어 왔는데 코를 통해 접근하는 경접형동 접근법이 그것이다. 최근에는 내시경을 이용한 다양한 수술 경로와 접근법이 개발되면서 개두술로 접근하기 어려운 깊은 부위의 종양 제거에 도움을 받고 있다. 환자 입장에서도 가능하다면 개두술보다는 신체조직에 가해지는 손상을 최소화하면서 종양을 제거할 수 있는 내시경 수술을 선호하는 경향이 있다.

08 방사선 치료와 항암 치료가 필요한 경우

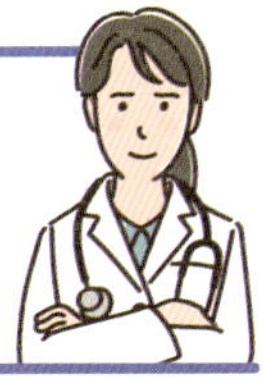

방사선 치료

뇌종양에서 방사선 치료는 수술 다음으로 중요한 치료법이다. 뇌종양에서 방사선 치료를 하는 경우는 다음과 같다. ①조직검사 결과 방사선 치료 효과가 탁월한 뇌종양이 확인된 경우, ②종양 제거 수술 후 잔여 종양의 진행이 우려되고 향후 재수술이 어렵다고 판단된 경우, ③수술로 종양을 완전히 제거했더라도 악성 종양으로 진단되어 재발의 위험성이 높은 경우, ④종양의 위치나 환자의 상태를 고려할 때 수술로 종양 제거가 어려운 경우 등이다. 방사선 치료는 방사선종양학과에서 담당하며, 일반적으로 종양과 종양 주변부에 조사할 방사선의 범위와 총량을 결정하고 정상 조직에 영향을 최소화하도록 하루에 조사할 방사선량을 정해

Memo

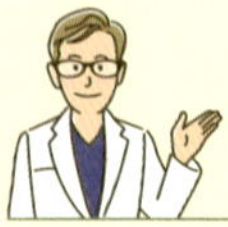

방사선 치료 시 고려할 점

방사선 치료는 대부분 외래에서 진행된다. 치료 계획이 수립되면 일정 기간 동안 휴일을 제외하고 매일 방사선종양학과를 방문해 5~10분 정도 치료를 받고 귀가한다. 따라서 병원은 접근성이 좋은 곳이어야 하는데, 방사선 치료가 가능한 병원은 지역별로 한정되어 있으니 다음 사항을 고려해야 한다.

- 방사선 치료기 종류는 크게 고려할 만할 사항은 아니다. 조사되는 방사선은 치료기의 종류와 상관없이 동일하다.
- 방사선 치료 계획 수립은 대부분 병원마다 큰 차이가 없으나 환자에 따라 수술을 시행한 신경외과나 영상의학과의 소견을 고려해야 하는 경우가 있다. 이때는 치료의 연속성을 위해 같은 병원에서 치료를 지속하는 것이 좋다.
- 방사선 치료를 다시 받아야 하는 경우 이전 방사선 치료력을 참고해 계획을 수립해야 하기에 이전에 방사선 치료를 받았던 병원에서 하는 것이 좋다.

분할 조사한다. 악성 종양의 경우 보통 방사선 총량 60Gy를 하루에 2Gy씩 30일로 나누어 조사하는데, 한 주에 5일 시행하면 치료에 6~7주 정도 소요된다. 환자 상태나 연령에 따라 방사선 총량을 줄이거나 하루에 조사하는 양을 늘려서 2~4주간 단기 치료로 진행하기도 한다. 방사선 치료는 조사했던 부위에 종양이 재발한 경우 방사선 치료가 불가능하거나 제한적일 수 있어서 치료 계획은 방사선 치료력을 고려하여 방사선종양학과 전문의의 판단에 따라야 한다.

방사선 수술

방사선 수술은 고용량의 방사선을 여러 방향에서 분할하여 입체적으로 쏘아 종양에 방사선량을 집중시켜 마치 수술처럼 한 번에 치료하는 방법이다. 감마나이프와 사이버나이프가 대표적인 방사선 수술 기계이다. 방사선 수술은 고용량의 방사선을 여러 번에 걸쳐 조사하는 방사선 치료와 구분된다. 두 방법 모두 정상 조직에 들어가는 방사선량을 최소화하고 종양에 조사하는 방사선량은 최대로 하기 위해 방사선 총량을 분할한다는 점에서는 동일하다. 그러나 방사선 수술은 공간적으로 여러 방향에서 방사선을 분할하여 집중시키고, 방사선 치료는 시간적으로 여러 회차에 걸쳐 방사선을 나누어 조사한다는 차이가 있다.

방사선 수술은 종양의 크기가 작고 경계가 명확한 경우에 효과가 좋다. 보통 직경이 2.5센티미터 이하인 양성 종

방사선 치료기와 방사선 수술 기계

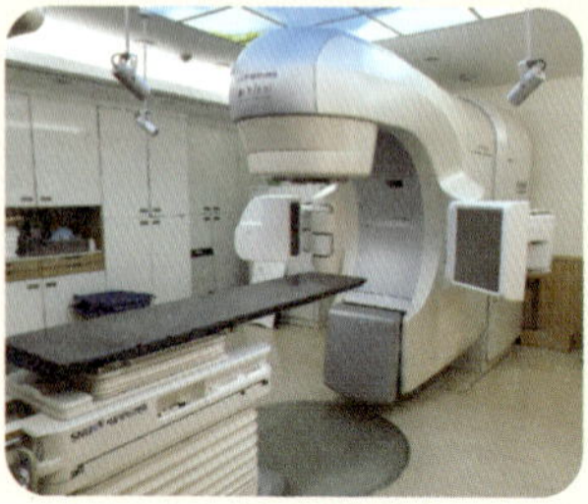

방사선 치료기(트루빔)

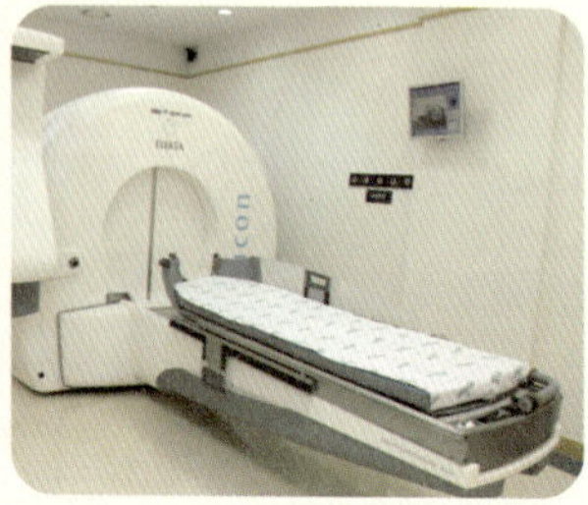

방사선 수술 기계(감마나이프)

양이나 뇌 전이암이 주요 치료 대상이다. 특히 종양이 주요 뇌신경이나 혈관에 붙어 있어 수술 후유증이 우려되는 경우 종양을 안전한 범위에서 제거한 후 남은 부분을 방사선 수술로 조절하는 전략도 많이 사용된다. 그러나 신경교종과 같이 종양의 범위가 넓고 경계가 불분명한 경우 방사선 수술을 적용하기 어렵다. 방사선 수술의 목적은 대개 종양을 완전히 없애는 것이 아니라 종양의 성장을 억제하는 것이므로 치료 효과는 수년에 걸쳐 관찰해야 한다.

항암화학 요법(항암약물 치료)

뇌종양에 대한 항암약물 치료는 과거와 달리 활발하게 적용되고 있다. 과거에는 뇌로 침투가 가능한 항암제가 제한적인 데다가 효과적인 항암제도 거의 없어 소아 뇌종양 일부를 제외하고는 뇌종양에서 항암제의 역할이 크지 않았다. 그러나 21세기에 들어와 항암제가 발전하면서 악성 신경교종 표준 치료의 한 축으로 자리를 잡고 있으며, 각종 표적치료제 등이 개발되면서 임상시험도 활발하게 진행되고 있다. 특히 악성 림프종과 배아세포종 등에는 항암약물치료가 효과적이어서 최우선 치료로 선택된다.

Health

BRAIN TUMOR

09 대표적인 뇌종양 ① 뇌수막종

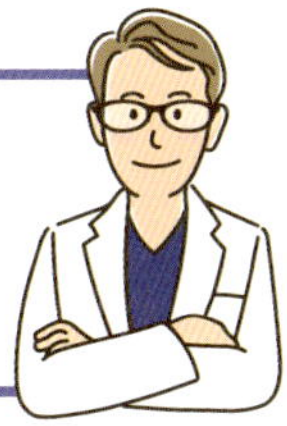

➕ 뇌수막종은 물혹이 아니다

뇌수막종은 두개골 안쪽의 뇌를 둘러싸고 있는 수막에서 기원한 종양이다. 흔히 수막의 '수' 자를 '水' 자로 오해하여 뇌수막종을 물혹으로 생각하는 경우가 많은데, 실제로는 골수를 뜻하는 '髓' 자를 쓴다. 뇌수막종은 대부분 고형 종양으로, 뇌를 둘러싼 뇌막에서 안쪽으로 자라 들어가 뇌를 누르는 형태로 성장한다. 드물게는 뇌수막종이 발생한 주변의 두개골이 두꺼워지거나 종양이 뇌막 바깥쪽으로 성장하여 두개골과 두피까지 침범하는 경우도 있다.

➕ 뇌수막종은 대부분 양성 종양이다

뇌수막종의 80퍼센트는 양성(WHO 기준 1등급)으로 매우 천

전형적인 뇌수막종의 MRI 소견과 수술 소견

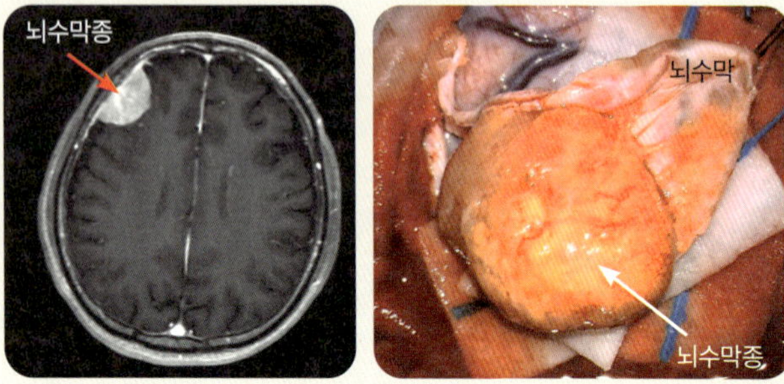

천히 자란다. 5퍼센트가 악성 뇌수막종(WHO 기준 3등급)이고 15퍼센트 정도가 비정형성 뇌수막종(WHO 기준 2등급)인데, 등급이 높을수록 성장 속도가 빠르고 제거 후 재발률이 높다.

뇌수막종은 주로 성인에게서 발견되는 종양으로, 연령이 높을수록 발생 빈도가 높아지며 남성보다 여성에서 더 많이 발견된다. 뇌수막종의 발생 원인이나 여성에게 더 흔한 이유는 알려져 있지 않다. 다발성으로 나타나는 경우는 전체의 10퍼센트 정도인데, 머리에 방사선 치료력이 있거나 유전성 질환인 신경섬유종증이 있으면 발병률이 높아진다. 일부 뇌수막종은 민감한 호르몬 수용체를 발현하고 있어 호르몬제를 복용하거나 임신 중 갑자기 성장 속도가 빨라질 수 있으므로 주의해야 한다.

뇌수막종은 가장 흔한 뇌종양이다

뇌수막종은 우리나라에서 2020년 기준 연간 6,700명 정도가 진단되어 전체 원발성 뇌종양 중 43.3퍼센트를 차지하는 가장 흔한 원발성 뇌종양이다. 이 가운데 30퍼센트 정도만 수술적 치료를 통해 확진된 것이고 나머지 70퍼센트는 영상의학적 검사만으로 진단된 것이다. 일반적으로 전체 뇌수막종 환자의 60퍼센트 정도는 별다른 증상 없이 건강검진이나 다른 이유로 뇌 CT나 MRI를 찍었을 때 우연히 발견된 경우에 해당한다. 검진을 목적으로 뇌 MRI를 촬영하면 100명 중 한두 명꼴로 뇌수막종이 발견된다는 보고도 있다.

무증상 뇌수막종은 6개월에서 1년 정도 경과 관찰을 통해 종양의 성장 속도를 파악하는 것이 좋다. 종양의 성격은 환자마다 다른데, 이를 파악한 뒤 종양의 위치, 환자의 연령과 직업 등을 고려해 가까운 미래에 종양이 성장하여 문제를 일으킬 것으로 예상되는 경우 치료를 결정한다. 그러나 종양이 환자의 남은 생애 동안 생활에 큰 영향을 주지 않을 것으로 판단되면 주기적인 경과 관찰만으로도 충분하며, 실제로 이런 경우가 훨씬 더 많다. 무증상 뇌수막종을 경과 관찰하다가 증상이 발현되거나 성장 속도가 빨라져서 치료를 결정하는 경우는 20퍼센트 정도이다. 물론 언제든 뇌수막종으로 인한 증상이 나타나면 치료를 시작해야 한다.

증상은 종양의 크기보다는 종양의 성장 속도가 빠를수록 발현되는 경향이 있는데, 두통이나 뇌전증 외에도 종양의 위치에 따라 다양한 신경학적 증상이 나타날 수 있다. 특히 전두엽 부위에 뇌수막종이 커지면 성격 변화, 인지기능 장애, 정신과적 문제 등이 나타날 수 있지만, 실생활에서 조기에 알아채기 어려운 경우가 많다. 다만 지속적이지 않은 두통을 포함해 환자가 생각하는 많은 비특이적인 이상 증상은 실제로 뇌수막종과 관련 없는 경우가 많으므로 뇌수막종과 모두 연관 지어서 걱정할 필요는 없다.

뇌수막종의 치료는 수술이다

뇌수막종을 치료하기로 결정했다면 가장 먼저 생각해야 할 치료법은 수술이다. 개두술로 뇌수막종을 제거하는 것이 근본적인 치료법이며 완전히 절제가 가능하다면 완치율도 매우 높다. 두개저 부위의 뇌수막에서 종양이 발생한 경우에는 두개저 수술이 필요하다. 두개저 부위 중 뇌하수체가 있는 말안장 주변에서 발생한 뇌수막종은 코를 통해 접근하는 내시경 수술로 제거할 수도 있다. 어떤 방법을 사용하든 수술적 제거가 뇌수막종의 가장 중요한 치료임은 분명하다. 다만 일반적으로 양성인 뇌수막종의 자연 경과를 고려할 때 수술 후 신경학적 손상이나 심각한 기능적 후유증을 최소화하는 선에서 수술적 제거를 하는 것이 좋다. 물론 수술 전에 심각한 신경학적 증상이 동반되었거나 가까운 미래에 발생할 것으로 예상되는 경우에는 양성 종양이라도 수술의 위험성을 감수하고 수술적 제거를 시도하는 수밖에 없다.

뇌수막종 치료의 차선책으로 감마나이프와 같은 방사선 수술이 필요한 경우는 ① 수술 후 작은 종양이 남아 있는 경우, ② 완전 제거 후 경과 관찰 중 재발이 의심되는 경우, ③ 수술을 필요로 하는 작은 뇌수막종이 수술이 어려운 부위에 위치하거나 환자 상태가 수술에 부적합한 경우 등이다. 방사선 치료는 수술 후 악성 또는 비정형성 뇌수막종으로 확진되어 재발 가능성이 높다고 판단될 때 예방적으로 시행한다. 또한 수술적 치료가 필요하지만 수술이 위험하거나 환자 상태가 수술에 적합하지 않은 경우에 종양의 성장을 억제하거나 둔화시키는 목적으로 시행한다. 약물을 이용한 항암 치료는 뇌수막종 치료에 크게 도움이 되지 않는다.

뇌수막종의 예후는 대부분 좋다

뇌수막종 환자 중 절반 이상은 별다른 치료를 하지 않아도 평생 문제 없이 살 수 있다. 양성 뇌수막종으로 확진되어 수술로 완벽하게 제거했다면 재발률은 5퍼센트 정도이고 비정형성 뇌수막종의 재발률은 30퍼센트 정도이다. 양성 또는 비정형성 뇌수막종은 재발하더라도 특별한 경우를 제외하고는 생명을 위협하는 정도는 아니다. 그러나 악성 뇌수막종은 평균 생존 기간이 3년 이하이고, 5년 생존률이 50퍼센트 정도로 예후가 좋지 않다.

10 대표적인 뇌종양 ② 뇌하수체선종

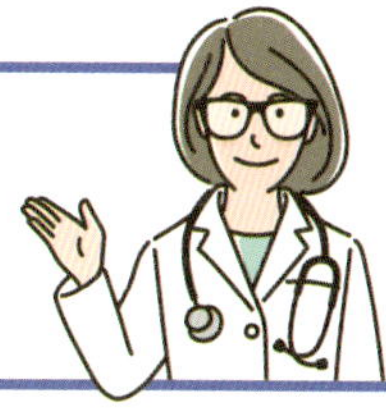

뇌하수체선종과 호르몬 분비

뇌하수체는 콩알만 한 크기의 호르몬 분비 기관으로, 콧속 뒤쪽에 부비동 중 하나인 접형동을 지나 '말안장'이라고 불리는 두개골 내부에 위치하며, 뇌와 직접 연결되어 있다. 뇌하수체는 뼈와 근육의 성장, 질병이나 스트레스에 대한 반응, 성적 발달 등을 조절하는 다양한 호르몬을 분비할 뿐 아니라 시상하부와 연결되어 호르몬 분비를 조절한다. 뇌하수체에 발생한 종양은 대부분 뇌하수체선종인데, 종양이 비정상적으로 호르몬을 과다 분비하면 '기능성 뇌하수체선종'이라 하고, 호르몬을 분비하지 않으면 '비기능성 뇌하수체선종'이라 한다.

✚ 뇌하수체선종은 두 번째로 흔한 뇌종양이다

뇌하수체선종은 2020년 기준으로 우리나라에서 연간 2,800명 정도가 진단되어 전체 원발성 뇌종양 중 20퍼센트를 차지하는 두 번째로 흔한 원발성 뇌종양이다. 뇌하수체선종도 증상이 없다가 우연히 발견되는 경우가 많아 영상의학적으로 진단된 뇌하수체선종 중 20퍼센트 정도만 조직학적으로 확진된다. 나머지는 혈중 호르몬 검사를 통해 진단되었거나 MRI 소견에 의존한 임상진단이지만, 위치나 모양이 특징적이어서 영상의학적 진단에 큰 어려움은 없다.

뇌하수체선종은 주로 30~60세에서 많이 발생하는데, 기능성 뇌하수체선종은 젊은 층에서, 비기능성 뇌하수체선종은 고령층에서 발병률이 높다. 전체적으로 보면 기능성 뇌하수체선종이 비기능성 뇌하수체선종보다 두 배 정도 많다. 또한 뇌하수체선종은 남성보다 여성에서 약간 더 많은데, 실제로 발생 빈도에 성차는 없으나 종양이 월경 주기에 영향을 미쳐 여성에게서 더 잘 발견된다고 추정한다.

✚ 호르몬 증상

뇌하수체선종은 호르몬을 과다 분비하기도 하고 종양이 커지면서 주요 뇌혈관 및 시신경, 안구 운동을 담당하는 뇌신경이 지나가는 해면정맥동과 같은 민감한 부위를 압박하여 다양한 증상을 유발할 수 있다. 기능성 뇌하수체선종은 분비하는 호르몬 종류에 따라 특징적인 증상을 나타낸다.

유즙분비 호르몬(Prolactin Hormone)이 과다 분비되면 여성은 월경이 없어지고 유즙이 나오며, 남성은 성욕 감퇴와 발기부전이 온다. 성장호르몬(Growth Hormone)이 과다 분비되면 손, 발, 아래턱 등이 커지는 말단비대증이 나타나며, 소아·청소년기에 발병하면 거인증을 일으키기도 한다. 부신피질자극 호르몬(Adrenocorticotrophin Hormone)이 과다 분비되면 쿠싱병이 생기는데, 이는 중심성 비만과 함께 얼굴이 부풀 듯 둥그렇게 변하고 여드름과 털이 많아지며 멍이 잘 드는 특징이 있다. 쿠싱병은 심혈관계 질환과 골다공증을 동반하여 심각한 합병증을 초래할 수 있다. 기능성 뇌하수체선종은 이러한 호르몬을 단독 또는 복합적으로 분비할 수 있다.

비기능성 뇌하수체선종은 호르몬 과다 분비에 의한 증상은 없지만 종양의 크기가 1센티미터 이상인 거대 선종이 되면 근처에 위치한 시신경을 압박해 시야 결손과 시력 저하를 유발할 수 있다. 시야 결손은 양쪽 눈의 외측이 보이지 않는 특징이 있으며, 이는 뇌하수체선종을 진단하는 데 있어 주요한 증상이다. 시야 결손과 시력 저하는 기능성 뇌하수체선종에서도 종양이 커지면 나타날 수 있는 증상으로, 안과에서 먼저 발견되는 경우도 종종 있다.

MRI뿐 아니라 내분비 검사가 필수적이다

뇌하수체선종을 진단하기 위해서는 역시 뇌 MRI가 기본적으로 요구되며 정확한 진단을 위해 뇌하수체 부위를 정밀하게 촬영하는 MRI가 필요하기도 하다. 그러나 MRI만으로 뇌하수체선종의 아형을 구분할 수는 없기에 혈액에서 기저 호르몬 검사를 반드시 해야 하고, 검사 결과에 따라 복잡한 호르몬 자극 검사를 추가로 진행하기도 한다. 이러

전형적인 뇌하수체선종의 MRI 소견

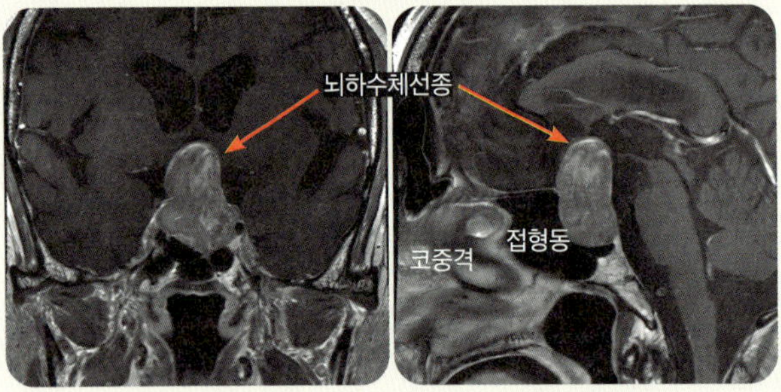

앞에서 본 모습　　옆에서 본 모습

한 내분비학적 검사와 지속적인 호르몬 치료를 위해 신경외과와 내분비내과의 협진이 중요하다.

✚ 약이나 내시경 수술로 치료한다

뇌하수체선종의 경우 1센티미터 이하의 미세선종이면서 비기능성이라면 대부분 무증상이므로 다른 양성 종양처럼 경과 관찰만 하면서 종양의 성장 속도를 파악하면 된다. 그러나 기능성 뇌하수체선종이거나 비기능성 뇌하수체선종이더라도 크기가 커서 증상을 유발하는 경우에는 반드시 치료해야 한다.

유즙분비 호르몬을 과다 분비하는 뇌하수체선종은 약물 치료를 우선적으로 시도해 볼 수 있는데, 이때 주로 사용하는 약물은 카버골린(carbergoline)이나 브로모크립틴(bromocriptine)이다. 이 약물들은 유즙분비 호르몬의 생산을 조절하고 종양의 크기를 감소시킨다. 이 외에 치료가 필요한 모든 뇌하수체선종은 수술적 치료를 해야 하는데, 앞서 언급했던 코를 통해 접형동을 경유하는 내시경 수술이 가장 널리 쓰인다. 방사선 치료나 방사선 수술은 보통 2차 치료법으로, 수술이나 약물 치료 후 잔여 종양이 있거나 재발했을 때 주로 이용한다. 수술이나 방사선 치료의 부작용으로 범뇌하수체기능저하증이 발생할 수 있으며, 이 경우에는 평생 호르몬을 보충해 주어야 한다.

간혹 뇌하수체선종에서 자발성 출혈이나 경색이 나타나는 현상인 뇌하수체졸증이 갑자기 발생할 수 있는데 의식 저하, 두통, 시력 저하를 동반하여 응급수술이 필요한 경우도 있다.

11 대표적인 뇌종양 ③ 신경초종

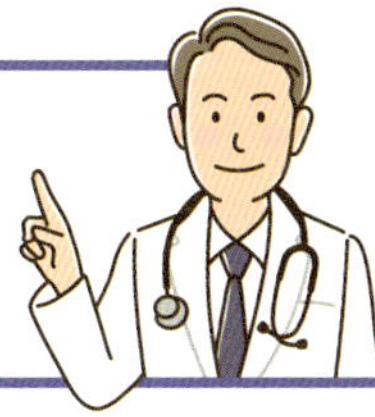

청신경초종과 삼차신경초종

신경초종은 뇌 기저부에 위치한 뇌신경에서 발생하는 종양으로, 축외 종양에 해당하며 대부분 양성 종양이다. 12쌍의 뇌신경 모두에서 생길 수 있으나 실제로는 8번 뇌신경에서 80퍼센트가 발생하며 이를 통상 '청신경초종'이라 한다. 그 다음이 5번 뇌신경인 삼차신경에서 발생하는 삼차신경초종이며 나머지 뇌신경에서는 매우 드물게 발생한다. 8번 뇌신경은 평형감각과 뇌의 위치감각을 담당하는 전정신경과 청각을 담당하는 청각신경이 같이 붙어 있는 뇌신경이다. 신경초종은 전정신경에서 대부분 기원하기 때문에 원칙적으로는 '전정신경초종'이 맞는 표현이다. 그러나 이로 인해 주로 나타나는 증상이 청력 소실이기 때문에 과거에는 청각

신경에 종양이 생긴 것으로 오해하여 '청신경초종'이란 말을 사용했는데 아직도 이 용어로 널리 통용되고 있다.

소아·청소년기의 신경초종은 유전적 소인이 있을 수 있다

신경초종은 2020년 기준으로 우리나라에서 연간 2,100명 정도가 진단되어 전체 원발성 뇌종양 중 13퍼센트를 차지하는 세 번째로 흔한 원발성 뇌종양이다. 신경초종도 MRI 소견상 위치나 모양이 특징적이라 영상의학적 진단에 큰 어려움은 없으며, 전체의 40퍼센트 정도만 수술 후 조직학적으로 확진되었고, 나머지는 경과를 관찰하거나 방사선수술을 받은 것으로 추정된다. 청신경초종이나 삼차신경초종

전형적인 청신경초종과 삼차신경초종의 MRI 소견

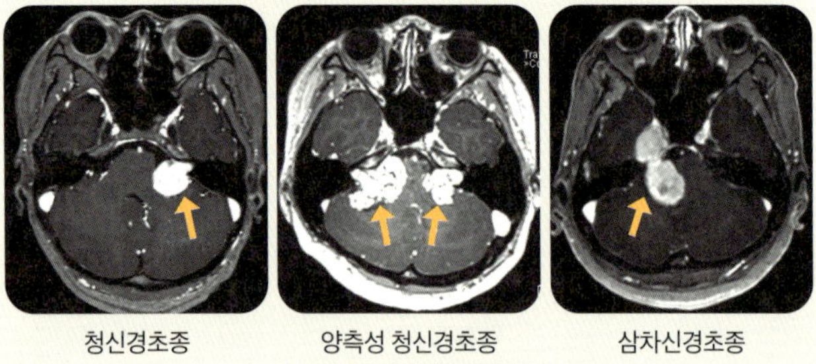

청신경초종 / 양측성 청신경초종 (제2형 신경섬유종증) / 삼차신경초종

은 성인에서 주로 발견되는 종양으로, 소아·청소년기에는 드물지만 유전적 소인이 있는 경우 발생할 수 있다. 신경초종 중 5퍼센트 정도는 유전적 소인과 관련이 있다. 만일 청신경초종이 양측성으로 발생하는 경우 제2형 신경섬유종증으로 진단할 수 있다. 제1형 신경섬유종증에서도 뇌수막종이나 신경교종뿐 아니라 신경초종이 잘 생긴다.

청력 저하와 안면감각 이상이 주요 증상이다

청신경초종의 가장 흔한 증상은 청신경 압박에 따른 청력 저하와 이명, 현훈(어지럼증)이다. 그러나 이명과 현훈은 원인이 불분명하거나 보통 이석증 등의 원인으로 여겨지며, 청력 저하도 일반적인 노화 현상으로 생각해 별다른 검사를 하지 않아 조기 진단이 어려운 경향이 있다.

종양이 커져서 소뇌나 주변의 다른 뇌신경을 압박하면 균형감각 이상, 삼킴 장애, 안면감각 저하 등이 나타난다. 청신경초종이 뇌척수액 순환을 방해하여 뇌실에 물이 차는 수두증이 발생하면 두통, 구토, 인지기능 장애 등을 유발할 수도 있다. 삼차신경초종은 안면감각 저하나 통증을 포함한 이상 감각이 주요 증상이며, 이 외에도 각막의 감각이 저하되어 적절한 눈감김반사가 이루어지지 못해 결막염이 생기기도 한다.

✚ 다양한 치료를 적절하게 적용해야 한다

청신경초종은 수술, 방사선 수술, 경과 관찰이 모두 가능한데 종양의 크기, 청력 소실 여부, 환자의 연령·직업·유전적 소인, 수술 위험성 등을 고려하여 각 환자에게 맞는 치료 전략을 수립해야 한다. 종양의 크기가 직경 2.5센티미터 이상이면서 종양으로 인한 증상이 있으면 수술적 치료를 우선적으로 고려해야 한다. 종양의 위치상 두개저 수술이 필요하며, 종양의 크기와 청력 보존 필요성에 따라 접근법을 결정하게 된다.

수술적 치료를 결정할 때 꼭 알아야 할 점은 수술로 인해 소실된 청력은 회복될 가능성이 거의 없으며, 수술 전에 청력이 살아 있었다 하더라도 수술 후 청력이 보존될 가능성은 그리 높지 않다는 것이다. 수술의 주된 목적은 종양을 최대한 제거하여 청력을 제외한 신경학적 증상을 개선하고, 종양이 커지면서 초래되는 신경학적 증상 악화를 예방하는 것이다.

청신경초종은 양성 종양이므로 수술적 치료의 관건은 종양 제거뿐 아니라 주변의 뇌신경과 혈관을 잘 보존해 후유증을 최소화하는 것이다. 그중에서도 종양에 붙어 있는 안면신경을 보존하는 게 중요하다. 안면신경 마비가 오면 정도에 따라 안면 한쪽의 운동기능이 상실되어 눈이 완전히 감기지 않고, 음식이나 침을 흘리며, 심하면 안면이 일그러지기 때문에 삶의 질에 큰 영향을 미친다. 청신경초종 수술 전에는 대개 안면마비가 나타나지 않지만 수술 후에 안면마비가 생기는 경우가 많은데, 대부분 수개월 안에 회복되지만 일부는 영구적 마비로 남기도 한다. 수술 후 영구적 안면마비가 온 경우에는 안면신경 재건 수술이 필요할 수 있다. 종양의 완전 절제가 어려운 경우에는 안면신경이나 다른 주요 기능을 보존하기 위해 안전한 범위 내에서 종양을 절제하고, 남은 작은 종양은 방사선 수술로 조절하는 전략을 사용하는 경우도 많다.

종양의 직경이 2.5센티미터 이하라면 다양한 치료 옵션을 생각해 볼 수 있다. 먼저 수술은 종양의 완전 절제나 안면신경 기능 및 청력 보존 측면에서 크기가 큰 종양에 비해 훨씬 유리하나 수술 성공률은 집도의에 따라 차이가 날 수 있다. 방사선 수술도 1차 치료로 적용할 수 있으며 종양 조절 효과도 90퍼센트 이상으로 매우 우수하다. 방사선 수술로 인해 안면신경 마비가 올 확률은 거의 없다고 봐도 좋지만, 지연성으로 청력 소실이 발생할 확률은 수술에 의한 위험도보다 약간 나은 정도로 생각하면 된다. 방사선 수술의 단점은 종양을 완전히 제거하는 것이 아니기 때문에 수 년 후에 낭종 형성, 방사선 괴사, 혈관 기형 등의 후유증이 올 수 있다는 것이다. 청신경초종 발견 당시 청력 저하가 없는 환자의 경우에는 일단 경과 관찰을 하다가 청력 저하가 시작되는 시점에 청력 보존율을 고려하여 수술이나 방사선 수술 중 치료 방침을 결정하는 전략을 세울 수도 있다. 제2형 신경섬유종증과 같이 양측에 청신경초종이 있거나, 이미 청력 저하가 생긴 반대쪽에 청신경초종이 발생하여 양측 청력 소실이 우려되는 경우에는 종양 자체가 성장 속도는 느린 편이므로 청력이 유지되는 한 최대한 경과 관찰을 하는 것이 필요하다.

청신경초종에 의한 수두증은 종양의 크기와 상관없이 발생할 수 있으며, 종양을 완전히 제거하더라도 뇌척수액 순환은 정상화되지 않아 남아 있는 수두증이 증상을 유발하는 경우도 많다. 이때는 종양 제거 전후에 뇌실-복강 간 단락술이라는 일명 '션트 수술'이나 제3뇌실 천공술을 통해 뇌척수액의 순환을 우회시키는 별도의 수술이 필요하다.

12 대표적인 뇌종양 ④ 신경교종

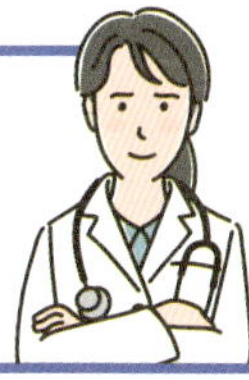

뇌에 생기는 신경교종은 다양하다

신경교종은 뇌에 발생하는 대표적인 축내 종양이다. 뇌는 우리가 흔히 아는 신경세포(뉴런)와 신경세포를 지지하고 도와주는 교세포로 구성되어 있다고 해도 무방하다. 신경세포에는 종양이 잘 생기지 않으며, 생기더라도 대부분 양성이다. 반면 교세포에서 기원하는 종양은 일반적으로 성격이 좋지 않은데, 교세포 계열의 종양을 통틀어 '신경교종'이라고 한다.

교세포는 성상세포(별모양세포), 핍지교세포(희돌기세포), 상의세포(뇌실막세포)로 나눌 수 있는데, 신경교종은 종양세포가 형태학적으로나 유전적으로 세 가지 세포 중에서 어떤 것과 가까운지에 따라 성상세포종(별모양세포종, astrocytoma),

핍지교종(희돌기세포종, oligodendroglioma), 상의세포종(뇌실막세포종, ependymoma)으로 구분된다. 만일 종양세포가 교세포 계열임은 확실하나 악성도가 높아 어떤 교세포에서 유래했는지 구분하기 어려운 경우 이를 교모세포종(glioblastoma)이라고 부른다. 최근에는 이러한 종양세포의 형태학적 특성보다 유전학적 특성에 따라 신경교종의 진단이 결정되는 경우가 많다.

신경교종도 악성도에 따라 WHO 기준으로 1등급에서 4등급까지 나뉘며, 각 등급에 따라 치료 방법과 예후가 다르다. WHO 3등급과 4등급인 경우 종양 이름 앞에 '악성' 또는 '역형성'이라는 말을 붙인다. 교모세포종은 대표적인 WHO 4등급으로 예후가 좋지 않고 원발성 뇌종양 중 가장 흔한 악성 종양으로 악명이 높아 뇌암이라고 불리기도 한다. 뇌종양에 대한 세간의 무서운 이미지도 교모세포종에서 비롯됐다고 할 수 있다.

✚ 신경교종은 발견하면 수술이 필요하다

신경교종은 2020년 기준으로 우리나라에서 연간 1,800명 정도가 진단되어(전체 원발성 뇌종양 중 약 12퍼센트) 그중 82퍼센트가 조직학적으로 확진되었다. 즉 뇌 MRI로 진단되면 거의 대부분 바로 수술이나 조직검사로 확진을 받게 된다. 신경교종은 WHO 1등급 중 일부 종양을 제외하고는, 개인별로 진행 속도 차이는 있지만 결국 악성화되는 경향이 있어서 발견되면 수술로 제거하는 것이 좋다. 다만 MRI소견상 진행이 느린 것으로 알려진 일부 WHO 1등급 종양처럼 보이거나 신경교종 여부가 불확실한 경우, 그리고 종양의 위치가 조직검사를 시행하기 어려운 경우에는 경과 관찰을 하기도 한다.

신경교종 위치의 우성반구 여부가 중요하다

신경교종의 증상은 앞서 언급했던 뇌종양의 일반적인 증상과 크게 다르지 않다. 두통, 어지럼증, 뇌전증 및 종양의 위치에 따른 신경학적 증상이 나타나는데, 악성일수록 이러한 증상이 발생한 지 얼마 되지 않아 빠르게 진행되는 경향이 있다. 뇌전증은 악성 신경교종보다 양성 신경교종에서 더 흔하게 나타나지만, 치료 과정 중 신경교종의 종류와 상관없이 언제든 나타날 수 있다. 병원에서 증상을 확인하며 환자가 오른손잡이인지 왼손잡이인지를 물어보는 이유는 대뇌 우성반구를 추정하기 위함이다. 종양이 우성반구에 위치하면 언어, 인지, 기억력 등에 더 큰 영향을 미치게 되

우성반구에 따른 신경교종의 위치와 증상 발현 양상

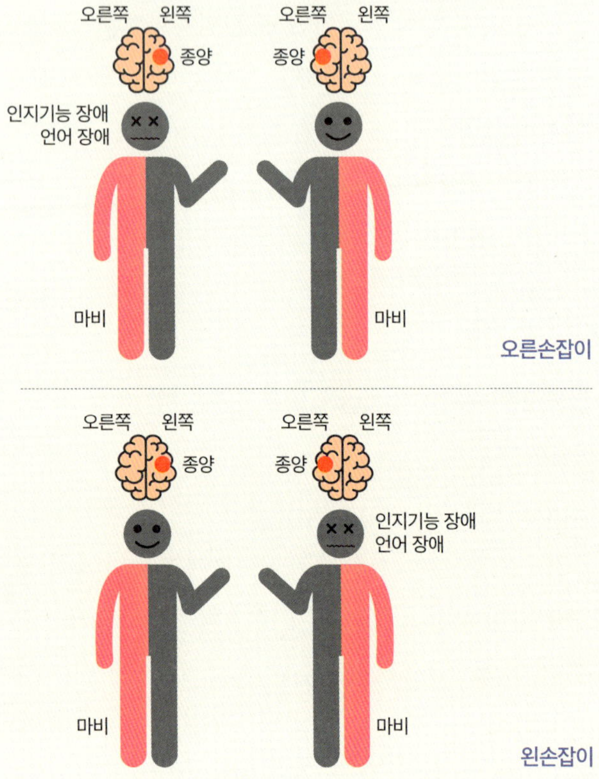

는데, 수술 시에 이런 고위 기능 보존을 고려해야 하기 때문이다. 오른손잡이는 왼쪽 대뇌가 우성반구일 확률이 95퍼센트 정도이고, 왼손잡이는 왼쪽 대뇌가 우성반구일 확률이 50~70퍼센트 정도이다. 일반적으로 종양이 왼쪽 대뇌에 위치하는 경우 언어, 인지기능과 같은 중요한 기능이 더 자주 영향을 받기 때문에 증상이 더 심하게 나타날 수 있고, 치료 후 후유증도 더 많이 남는 경향이 있다.

신경교종은 안전한 범위 내에서 최대한 많이 제거해야

신경교종 치료의 시작은 수술이다. 수술 경험이 축적되고 다양한 수술 보조 기법들이 발전하면서 신경교종 치료에서 수술의 효과가 과거에 비해 크게 향상되었다. 신경교종 수술은 뇌 기능 손상을 최소화하면서 종양은 최대한 많이 제거하는 것이 목적이다. 이를 위해 앞서 언급했던 네비게이션 수술, 형광유도 수술, 수술 중 신경생리학적 감시, 각성수술 등 안전하고 효과적인 수술을 위한 많은 방법이 동원된다.

신경교종은 뇌 안에서 종양세포가 퍼져 나가면서 자라는 특성상 경계가 불분명하여 완벽히 절제하기 어렵다. 수술 직후 촬영한 MRI를 기준으로 종양 제거 정도를 판정할

교모세포종 환자의 동일 부위 T1과 T2 가중영상 MRI 소견

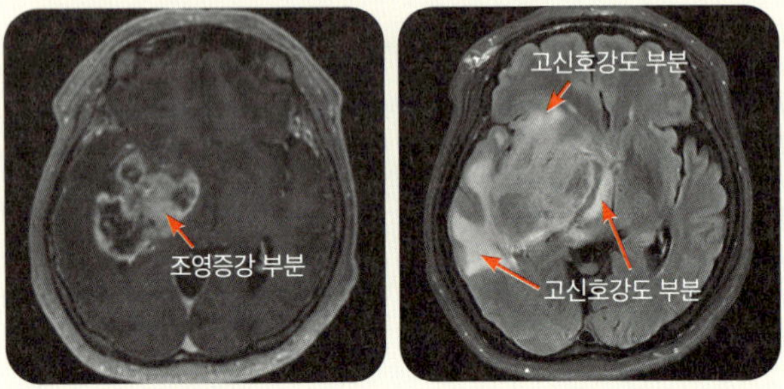

T1 가중영상　　　T2 가중영상

때 수술 전 조영제를 투여하고 촬영한 MRI에서 조영증강이 되는 종양 부분이 모두 제거되었다면 보통 완전 절제로 간주한다. 조영증강이 잘 되지 않는 신경교종도 많아서 그런 경우에는 MRI 촬영 사진 중 T2(Flair) 가중영상에서 보이는 종양 부분이 어느 정도인지를 기준으로 종양 제거 범위를 판정한다. 조영증강이 되는 신경교종도 T2(Flair) 가중영상에서 종양 주변에 하얗게 보이는 고신호강도 부분이 있는데, 이는 대개 종양 주변의 부종이지만 종양 세포가 포함되어 있을 가능성이 있어 가능하면 제거하는 것이 좋다.

수술 시 종양의 최대 절제와 뇌 기능의 최대 보존 사이의 균형을 맞추는 것은 의사와 환자 모두에게 어려운 결정이다. 종양의 자연 경과 및 치료 결과를 고려했을 때 양성 신경교종은 뇌 기능의 보존에, 악성 신경교종은 종양의 완전 절제에 좀 더 우위를 두는 것이 권장된다. 즉 양성 신경교종인 경우에는 완전 절제가 심각한 뇌 기능 손상을 초래할 것으로 예상된다면 종양을 일부 남긴 후 다른 치료법을 추가하는 것이 바람직하다. 반면 악성 신경교종인 경우에는 심각한 영구적 기능 손상만 아니라면 수술 후 일시적인 신경학적 결손을 감수하더라도 가능하면 종양을 완전 절제하는 편이 낫다.

악성 신경교종, 특히 교모세포종은 완전 절제가 어렵더라도 80퍼센트 이상을 제거하면 생존 연장에 어느 정도 도움이 된다고 알려져 있다. 그러나 그 이하로 제거하는 것은 예후에 크게 도움이 되지 않는다. 따라서 다발성이거나 악성 종양 부분을 제거하지 못하고 많이 남겨야 할 것으로 예상되는 경우에는 조직검사로 확진을 내린 다음, 방사선 치료와 항암 치료에 집중하는 것이 환자를 너무 힘들게 하지 않는 방법일 수 있다.

✚ 신경교종 진단은 조직검사 결과와 함께 유전학적 검사가 중요하다

신경교종 치료에서 수술을 하는 이유는 종양을 최대한 절제하여 환자의 예후를 향상시키는 것과 더불어 조직학적·유전학적 진단을 통해 확진을 내리기 위함이다. MRI 소견만으로는 신경교종의 악성도나 유전학적 특성을 정확히 진단할 수 없기 때문에 조직학적·유전학적 확진은 치료 방침 수립에 필수적이다. 신경교종 병리보고서를 보면 진단명, 등급과 함께 여러 유전자 변이에 대한 정보를 볼 수 있는데 그중 IDH, TERT, 1p/19q 염색체, H3K27 등이 진단 분류에 중요한 유전체이다.

최근에는 떼어낸 조직으로 유전자 패널 검사를 시행해 많은 유전자를 한 번에 분석하기도 한다. 패널 검사 결과는 종양의 세부 진단과 특성 파악뿐 아니라 2차 치료를 위한 표적치료제 선정이나 임상시험 대상 선별에 유용하게 쓰인다.

이 밖에 MGMT 유전자 메틸화 여부도 교모세포종의 예후를 예측하는 데 있어 중요하며, 메틸화가 되어 있으면 비교적 예후가 좋다. 그러나 유전체로 예측하는 예후는 절대적인 것이 아니므로 결과에 너무 집착할 필요가 없다.

✚ 신경교종의 수술 후 치료

교모세포종은 우리나라에서 연간 800명 정도가 조직학적으로 확진되며, 고령 인구의 비중이 높아지면서 그 숫자도 크게 증가하고 있다. 교모세포종의 치료는 수술 또는 조직검사 후 방사선 치료와 함께 경구항암제인 테모졸로마이드(temozolomide)를 쓰는 방법이 있다. 테모졸로마이드를 저용량으로 매일 병행 치료한 후 고용량으로 올려서 한 달에 5일 복용하고 3주 쉬는 스케줄을 여섯 차례 반복하는 표준치료법이 전 세계적으로 통용되고 있다. 치료 도중이나 치료가 끝난 뒤에도 2~3개월마다 MRI를 촬영하여 치료 효과

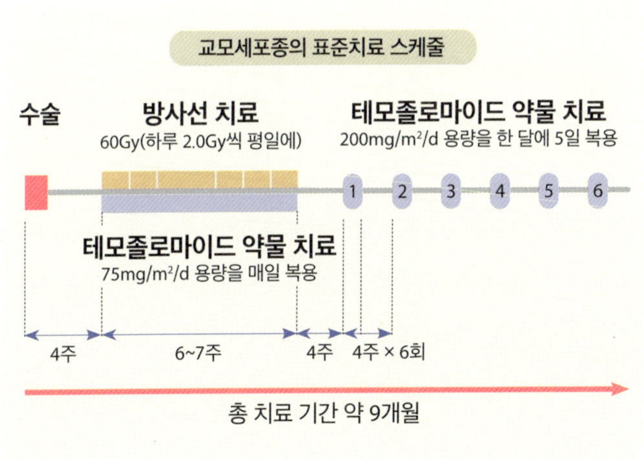

와 재발 여부를 판정한다.

교모세포종은 IDH 돌연변이가 없으며 예후가 극히 불량하여 진단 후 치료를 하지 않으면 3~6개월 이내에 대부분 사망한다. 표준치료를 해도 평균 생존기간은 약 15개월에 불과하지만, 한국에서는 전반적으로 서양의 치료 성적을 상회하는 편으로 2년 이상 생존 환자가 40퍼센트 이상 된다. 표준치료 후 재발했을 때는 보통 유전자 검사 결과에 따라 임상시험에 참여하거나 베바시주맵(bevacizumab)이라는 혈관성장인자 표적치료제를 사용한다. 재발성 교모세포종에 베바시주맵을 사용했을 경우 50퍼센트 정도는 6개월 동안 더 이상의 종양 진행 없이 생존할 수 있지만, 약제에 대한 내성으로 인해 평균 생존기간은 베바시주맵 치료를 시작한 시점으로부터 9개월 정도이다. 재발된 교모세포종이 국소적일 경우 재수술을 고려할 수 있지만, 재발 환자 중 재수술이 가능한 경우는 약 25퍼센트에 불과하다.

성상세포종은 교모세포종보다 낮은 연령대에서 진단된다. 성상세포종의 경우 고등급이라면 종양을 모두 제거한 뒤에도 방사선 치료를 해야 한다. WHO 4등급인 경우에는 교모세포종처럼 항암 치료를 병행하기도 한다. 저등급인 경우에는 수술 후 잔여 종양이 없다면 경과 관찰만 해도 무방하지만 잔여 종양이 의심되거나 재수술이 어려울 것으로 예상되면 방사선 치료를 하는 것이 좋다. 성상세포종의 예후는 악성도에 따라 다르지만 같은 등급에서도 평균 생존 기간이 큰 의미가 없을 정도로 편차가 심한 편이다. 예후를 결정짓는 가장 큰 요인은 재발 시 악성도 등급이 올라가는 것으로, IDH 돌연변이가 있으면 비교적 예후가 좋은 편이나 IDH 돌연변이가 없으면 재발 시 교모세포종으로 발전할 수 있어 예후가 불량하다.

핍지교종은 특이하게 소아 연령에서는 발생하지 않고 성인의 대뇌에서만 발생하는 경향이 있다. 핍지교종은 신경교종 가운데 치료에 잘 반응하고 예후가 매우 좋은 편이다. 핍지교종은 1번(1p)과 19번(19q) 염색체가 동시에 결손된 경우 진단되며, 악성도는 WHO 2등급 또는 3등급에 해당한다. WHO 2등급이지만 잔여 종양이 있거나 WHO 3등급이면 무조건 방사선 치료를 시행한 후 세 가지 항암제를 복합적으로 투여하는 PCV요법을 4~6사이클 진행한다. 이와 같이 치료했을 경우 핍지교종의 5년 생존율과 10년 생존율은 각각 75퍼센트, 60퍼센트 정도이다.

비교적 최근에 정립된 신경교종에는 대부분 H3K27 돌연변이를 가진 미만성 중심성 신경교종이 있다. 소아와 성

Memo

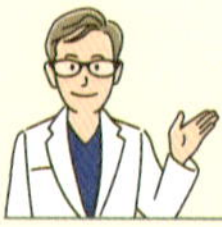

뇌간교종(Brainstem glioma)이란?

뇌간 신경교종, 치료가 어려운 난치성 종양

흔히 숨골이라고 하는 뇌간 부위에 발생하는 종양은 대부분 신경교종이다. 대개 성상세포종 또는 미만성 중심성 신경교종이며 상의세포종이 뇌간을 침범하면서 자라는 경우도 있다. 뇌간교종은 종양의 종류나 악성도와 상관없이 임상적으로 난치병 중에서도 난치병으로 여겨진다.

뇌간은 대뇌에서 척수로 이어지는 모든 신경다발이 지나가고 주요 뇌신경핵이 모여 있는 부위로, 심각한 후유증 위험 때문에 종양 발생 시 수술적 제거는 불가능한 경우가 많고 조직검사도 쉽지 않다. 특히 척수와 직접 연결되는 연수 부위는 생명 유지에 필요한 필수 기능을 담당하고 있어, 이 부위를 건드리기만 해도 혈압이나 맥박 같은 활력징후에 변화가 생길 정도이다. 이런 이유로 특별한 경우가 아니면 수술이 거의 불가능하다. 따라서 조직검사 없이 MRI 소견만으로 뇌간교종으로 진단하고 방사선 치료를 진행하는 경우도 있다.

염증이나 퇴행성 질환과 변별하기 위해 조직검사

그렇지만 뇌간에 병변이 발생했을 때 신경교종이 아닌 염증이나 퇴행성 질환일 가능성을 MRI상 배제할 수 없기 때문에 어렵더라도 조직검사를 시도하는 것이 좋다. 신경교종이 확진되면 방사선 치료를 해야 하고, 종양이 아닌 병변이 진단된다면 약물과 면역치료 같은 전혀 다른 치료를 해야 하기 때문이다. 소아의 경우에는 종양일 확률이 높으나 성인은 종양이 아닐 확률도 반드시 고려해야 한다.

뇌간교종에서 방사선 치료의 목적과 한계

뇌간교종에 대한 방사선 치료의 목적은 종양의 진행을 최대한 늦추는 데 있다. 그러나 종양 자체나 방사선 치료 효과에 의해 일상생활에 크게 영향을 미치는 다양한 증상이 불가피하게 나타나며, 환자는 이에 따른 큰 불편함을 감수해야 한다. 뇌간교종의 투병 기간 동안 삼킴 장애로 인한 흡인성 폐렴이나 호흡부전, 혈압조절 장애 등으로 환자 상태가 급격히 악화될 수 있기 때문에 항상 주의해야 한다.

일부 환자는 방사선 치료만으로 수년에 걸쳐 꽤 오랫동안 안정적인 상태를 유지하기도 한다. 그러나 대다수는 방사선 치료 이후에 종양이 다시 진행되면서 상태가 악화되는데, 안타깝게도 현재로서는 효과를 크게 기대하기 어려운 항암제 이외에 다른 치료 대안이 없는 상황이다.

인에서 모두 발생할 수 있는 비교적 드문 신경교종으로 뇌의 중심 부위나 뇌간에서 발생하는 특징이 있어서 제거가 불가능한 경우가 많고 악성도도 WHO 4등급에 해당해 예후가 매우 불량하다. 치료는 교모세포종에 준해서 한다.

상의세포종은 주로 소아의 소뇌인 제4뇌실 부근에서 발생하지만 성인에서도 발생하며, 척수 그리고 간혹 대뇌에 발생하기도 한다. 상의세포종의 악성도는 WHO 2등급 또는 3등급으로 분류되며, 드물게 1등급의 아형도 존재한다. 상의세포종은 수술로 최대한 제거하고 2등급이라 하더라도 방사선 치료를 추가하는 것이 권장된다. 상의세포종의 5년생존율은 60~90퍼센트이며, 소아에서 예후가 더 나쁘다.

13 대표적인 뇌종양 ⑤ 림프종

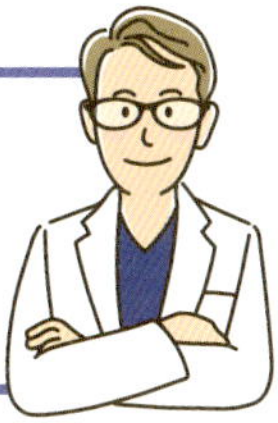

✚ 원발성 중추신경계 림프종

림프구는 혈액세포가 혈관을 돌아다니듯 림프계를 순환하며 우리 몸의 면역 체계에서 중요한 역할을 수행한다. 림프종은 이러한 림프계에 암세포가 발생한 것으로, 기본적으로 백혈병과 같은 혈액암의 일종이다. 림프종이 중추신경계인 뇌에 모여 발생할 경우 이를 '원발성 중추신경계 림프종(primary CNS lymphoma)'이라고 하는데, 여기서는 줄여서 림프종이라고 하겠다.

림프종은 2020년 기준으로 우리나라에서 연간 330명 정도가 진단되어 전체 원발성 뇌종양의 약 2퍼센트를 차지하며, 그중 90퍼센트가 조직학적으로 확진된 경우이다. 림프종의 원인은 미상인 경우가 많지만 장기이식 후 면역억

제제를 장기간 사용했거나 에이즈(AIDS)와 같이 면역력이 저하되었을 때 발생한다. 드물게 EBV 같은 바이러스 감염에 의해서도 발생할 수 있다. 림프종도 발생 빈도가 증가하고 있는 뇌종양 중 하나이다.

림프종이 의심되면 조직검사 전에 스테로이드 복용하지 말아야

림프종은 정확한 진단이 매우 중요하지만, 진단이 어려운 경우가 있다. 뇌 MRI 소견만으로는 신경교종과 구분이 어려운 경우도 있고, 무엇보다 종양이 아닌 뇌의 염증성 질환이나 퇴행성 질환과 감별이 쉽지 않다. 따라서 조직검사가 필수적이지만, 조직검사 전에 스테로이드를 복용하거나 CT, X-ray 같은 방사선에 단기간에 여러 번 노출되면 진단이 부정확해질 수 있다. 하지만 진단에 따라 치료 방법이 달라지기 때문에 조직검사를 반복하더라도 정확한 진단이 반드시 필요하다. 또한 림프종은 뇌 조직뿐 아니라 눈을 침범하는 경우도 있어서 림프종이 의심되면 안구 검사와 함께 전신의 림프종이 뇌에 침범했는지 여부도 검사해야 한다.

Memo

천의 얼굴을 가진 림프종

원발성 중추신경계 림프종을 진단하기란 쉽지 않다.

먼저 뇌 MRI로 판단해야 하는데 MRI 소견이 악성 신경교종이나 자가면역성 뇌염 또는 혈관염 같은 뇌의 염증성 질환과 비슷하여 경험 많은 전문가가 보아도 구분이 어려운 경우가 많다. 특히 면역 저하 상태에서 발생한 림프종은 MRI 소견이 더 비특이적이다.

조직검사만이 유일한 확진 방법인데 림프종을 조직 진단하는 게 원래 어렵기도 하지만 스테로이드 같은 약제 사용 시 조직이 변성되어 더욱 어려워지므로 시간을 두고 조직검사를 반복해야 하는 경우도 있고 실제로 진단이 바뀌는 경우도 있다.

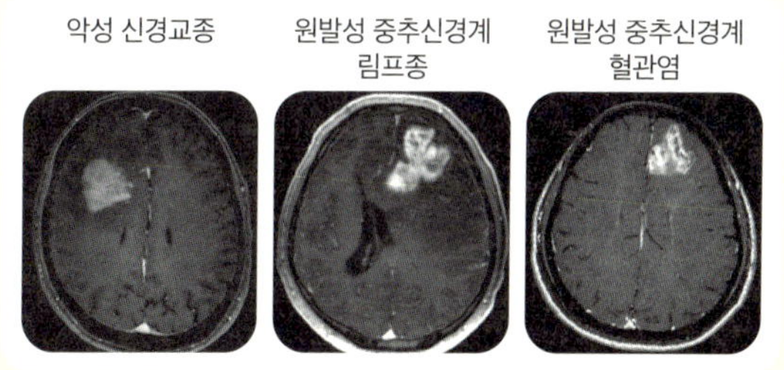

T1 조영증강 MRI 소견으로 구분이 어려운 경우 조직검사로 확진된 신경교종, 림프종, 혈관염의 예

림프종 치료는 항암약물 치료가 우선

림프종 치료는 항암약물 치료가 기본이다. 응급 상황에서 수술적 제거가 필요한 경우도 있지만, 기본적으로 수술로 제거하는 종양은 아니다. 항암 치료는 고용량의 메토트렉세이트(methotrexate)를 기반으로 하는 프로토콜과 리툭시맵(rituximab)이라는 표적 치료제를 주로 사용하는데, 과거보다 치료 성적이 크게 향상되었다. 항암 치료에 대한 초기 반응은 좋은 편이나 재발이 잦아서 평균 생존 기간은 1~3년이며, 5년 생존율은 30퍼센트 정도이지만 고령일수록 예후가 좋지 않은 경향이 있다. 림프종은 방사선 치료에도 잘 반응하여 항암 치료의 보조 치료로서 전뇌 방사선 치료를 시행한다.

14 소아·청소년기의 뇌종양

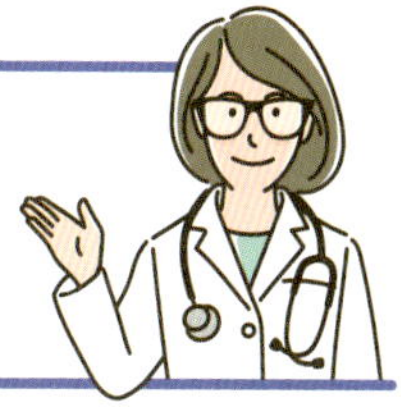

소아·청소년기 뇌종양은 성인의 경우와 다르다

뇌종양은 소아·청소년과 성인에서 주로 발생하는 종양의 종류가 많이 다르다. 성인에서 흔한 양성 종양인 뇌수막종, 뇌하수체선종, 청신경초종 등은 소아·청소년기에서는 드물다. 반면 소아·청소년기의 뇌종양은 악성 종양과 축내 종양의 비율이 높다. 종양의 진행 속도도 빠른 경우가 많아 두통, 구토 등 뇌압 상승에 따른 증상이 많이 나타나고 뇌종양에 의한 증상 발현도 다양하다.

영아기에는 두개골이 연약하여 뇌압 상승이 심하지 않기 때문에 증상을 알아채기 어려워 뇌종양 진단이 늦어지는 경우도 흔하다. 또한 소아·청소년기 뇌종양은 소뇌와 뇌간 부위에 위치한 종양이 많고, 뇌척수액 순환을 방해하여 수두증을 유발하는 경우도 많아 션트 수술이나 제3뇌실 천공술을 해야 하는 빈도가 높다.

수모세포종과 생식세포종

소아·청소년기 뇌종양 중에서 대표적인 악성 종양은 수모세포종과 생식세포종이다. 수모세포종은 WHO 4등급의 악성 종양으로 소뇌에 발생하며, 뇌척수액을 따라 중추신경계 전체로 퍼지기 쉽고, 중추신경계 밖의 뼈, 림프절, 간, 폐 등으로 전이될 수 있다. 따라서 수술적 제거 이후 뇌와 척수에 방사선 치료와 항암 치료가 반드시 필요하다. 종양의 크기 및 제거 정도, 전이 여부, 환아의 나이 등이 예후에 영향을 미치지만 일부 저항성이 있는 아형을 제외하고는 방사선 치료와 항암 치료에 대한 반응이 비교적 좋아 5년 생존율이 80퍼센트에 이를 정도로 예후가 양호하다. 다만 환아가 3세 이하인 경우 후유증에 대한 우려 때문에 방사선 치료를 적용하기 어려워 예후가 불량하다.

생식세포종은 생식세포에서 기원한 종양군을 총칭하는데 생식세포와 배아의 발달 단계에 따라 배아세포종(germinoma), 배아암종(embryonal carcinoma), 난황난암종(yolk sac tumor), 융모상피암(choriocarcinoma), 기형종(teratoma) 등이 포함되고 이 아형들이 혼재하기도 한다. 생식세포종은 난소나 고환에 발생하는 종양이지만 뇌에도 발생할 수 있다. 뇌실 근처, 특히 뇌하수체 윗부분이나 송과체에 잘 생긴다. 뇌 생식세포종은 1세 이하 영아에서 종종 진단되며, 이후 감소하다가 사춘기를 전후하여 가장 많이 발생하고 30세 이후에는 거의 나타나지 않는다. 특히 뇌 생식세포종은 전 세계에서 우리나라와 일본이 가장 발생 빈도가 높은데(서양의 8~10배), 그 원인은 아직 밝혀지지 않았다.

생식세포종의 발생 위치에 따라 증상이 달라질 수 있다. 뇌하수체 위에 종양이 생기면 소변량이 늘어나고 갈증을 동반하는 요붕증, 성조숙증 등이 나타날 수 있으며, 송과선 부위 종양은 수두증으로 인한 두통, 구토 증상을 일으킨다. 뇌 MRI 소견으로 대개 종양을 의심할 수 있지만 아형까지 파악하기는 어려운데, 배아암종이나 난황난암종의 경우 종양 표지자 검사가 진단에 도움을 줄 수 있다.

생식세포종 중 가장 많은 배아세포종의 경우 항암 치료와 방사선 치료로 거의 완치될 수 있어 수술적 제거를 할 필요는 없다. 그러나 기형종은 수술적 제거가 필요하며, 배아암종과 난황난암종은 수술과 항암 치료를 병행해야 하는 경우가 많다. 아형들이 섞여 있는 경우에는 항암 치료와 방사선 치료로 배아세포종 부분만 치료되고 나머지 종양은 충분히 제거되지 않아 다시 자랄 가능성이 있다. 배아세포종 이외의 생식세포종도 평균적으로 75퍼센트 정도의 완치율을 보여 예후가 좋은 편이다.

✚ 기타 소아·청소년기 뇌종양

그 밖에 소아·청소년기에는 각종 신경교종이 발생하는데, 특히 소뇌에 상의세포종과 뇌간교종이 비교적 높은 비율로 나타난다. 또한 유전학적으로 다양한 돌연변이를 가진 신경교종도 대뇌와 소뇌에 많이 발생한다. 송과체종양이나 뇌하수체 위쪽에서 발생하는 두개인두종도 성인과 소아·청소년기에 모두 나타날 수 있는 종양이다.

15 뇌종양 치료의 후유증

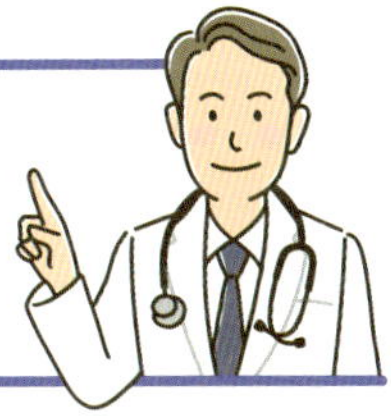

뇌종양 수술의 위험성에 대한 평가

뇌종양 수술 시 발생할 수 있는 후유증은 종양의 종류, 크기, 위치, 성상, 수술법, 그리고 환자의 임상 배경에 따라 너무나 다양하기 때문에 수술 여부와 방법은 각 환자의 상황에 따라 판단할 수밖에 없다. 아무리 많은 뇌종양 환자를 수술해도 완전히 똑같은 수술은 하나도 없다고 해도 과언이 아니다. 뇌종양 수술을 결정할 때 환자는 자신의 뇌종양에 대한 정확한 이해를 바탕으로 수술의 필요성과 위험도를 잘 따져 봐야 한다. 아무리 안전한 수술이라도 위험도가 0퍼센트는 아니기에 당장 해야 할 필요가 없는 경우도 있고, 후유증이 거의 100퍼센트 예상되더라도 반드시 수술해야 하는 경우가 있다. 이는 비단 수술뿐만 아니라 방사선 치료, 방사선 수술, 항암 치료 등 모든 치료 결정에서 고려해야 할 사항이다. 의사는 환자가 적절한 시점에 치료를 받을 수 있도록 환자에게 정확한 정보를 제공하고 조언해 주어야 한다.

✚ 방사선 치료의 후유증

방사선 치료 중에는 피곤함이나 탈모 등을 흔하게 경험하지만 치료가 끝나면 대개 회복되며 다른 심각한 후유증이 생기는 경우도 드물다. 그러나 방사선 치료의 후유증은 치료가 끝난 뒤에 서서히 나타날 수 있으며 심지어 수년 후에 나타나기도 한다. 방사선 괴사, 해면상 혈관종, 뇌출혈, 뇌경색과 같은 뇌혈관질환 등이 장기적으로 나타날 수 있으며, 특히 방사선이 조사된 뇌의 영역에서는 일종의 치료 효과인 '가성 진행' 현상이 관찰되기도 한다. 가성 진행은 뇌 MRI상 종양의 재발과 구분이 어려워서 추가적인 정밀검사나 다학제적 협진을 통해 여러 전문가의 의견을 모아 정확한 판정을 내리기도 한다. 그러나 판정을 내리기 모호하여 단기 추적 관찰을 통해 경과를 보고 판정해야 하는 경우가 많다. 방사선 괴사도 종양의 재발과 같이 심한 증상을 유발할 수 있으며 더 이상 진행하지 않을 때까지 약물 치료를 하면서 버텨야 하지만, 뇌압 상승 등으로 인한 치료 목적이나 진단 목적으로 수술이 필요한 경우도 있다.

방사선 조사 범위에 따라 장기적으로 인지기능 저하가 나타날 수 있으며, 이 때문에 소아의 경우 방사선 치료를 3세 이후에 시행하는 것이 권장된다. 드물게 방사선에 의해 뇌수막종과 같은 2차 뇌종양이 시간이 흐른 뒤에 발병하기도 한다. 하지만 악성 뇌종양에서 방사선 치료는 필수불가결하고 장기 후유증도 치료가 성공적인 환자 일부에서 발생하기 때문에 후유증을 우려해 치료를 미루는 것은 바람직하지 않다. 방사선 수술도 후유증 측면에서는 방사선 치료와 크게 다르지 않으나 치료 부위가 국소적이므로 후유증 발생 확률은 낮은 편이다.

항암약물 치료의 부작용

항암제로 인한 부작용은 약제에 따라 다르고, 같은 약제라도 사람에 따라 그 종류와 정도가 다양하게 나타난다. 뇌종양 치료에 자주 쓰이는 약제는 상대적으로 독성이 심하지 않은 편이다. 가장 많이 쓰이는 항암제인 테모졸로마이드의 경우 경구 복용제로 투약 시 오심과 변비가 가장 흔한 부작용이지만, 완화제제로 대개 예방이 가능하고 가끔 있는 혈액학적 변화 외에는 큰 부작용이 없어 항암 치료를 지나치게 걱정할 필요는 없다. 핍지교종 치료에 많이 사용하는 PCV요법은 혈구 감소증이나 혈소판 감소증 등 혈액학적 변화 때문에 항암 치료를 쉬거나 중단하는 예도 종종 있으며 구토나 간독성도 종종 발생한다. 베바시주맵은 혈압 상승이나 출혈 경향, 혈전 형성 등의 부작용이 나타나기도 하며 상처가 잘 아물지 않는 문제가 생길 수 있다. 항암 치료를 하는 동안 검증되지 않은 다른 치료법이나 약제를 사용하는 것은 항암제의 부작용을 악화시킬 수 있으므로 반드시 삼가야 한다.

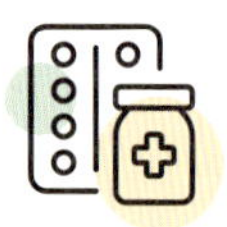

Memo

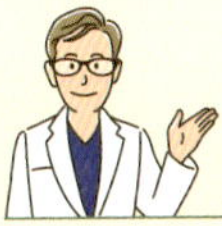

뇌종양 치료 중 스테로이드 복용에 대하여

스테로이드는 뇌의 염증 반응을 가라앉히고 뇌 부종을 감소시켜 증상을 완화시키는 효과 때문에 뇌종양 치료 과정에서 중요하게 사용된다. 실제로 뇌종양과 관련된 두통, 의식 저하, 마비와 같은 심각한 신경학적 증상이 있을 때 스테로이드를 사용하면 눈에 띄는 호전을 보이기도 한다. 따라서 치료 과정을 정상적으로 이어나가기 위한 컨디션 유지 목적으로 스테로이드를 처방하는 경우가 많다. 또한 방사선 괴사나 림프종 같은 경우 병변 자체를 감소시켜서 증상을 완화시키는 효과도 있어 진단 후 다음 단계의 치료로 이행하는 시간을 벌거나 응급 상황을 넘기기 위해 사용하기도 한다.

스테로이드 복용 시 주의점

스테로이드 자체는 치료약이 아니기 때문에 종양이나 병변에 호전이 없으면 복용량이나 기간을 아무리 늘려도 효과를 보기 어렵다. 반대로 종양이나 병변이 근본적으로 호전되면 스테로이드 복용량을 점차 줄이다가 복용을 중단해도 컨디션을 유지할 수 있다. 중요한 것은 스테로이드에는 심각하고 다양한 부작용이 있어서 가능하면 단기간만 사용하고 최소 요구량만 복용해야 한다는 점이다. 꼭 필요하지 않은 상황에서 남용하면 정작 필요한 상황에서 효과를 보지 못하게 되므로 복용량을 신중하게 조절해야 한다.

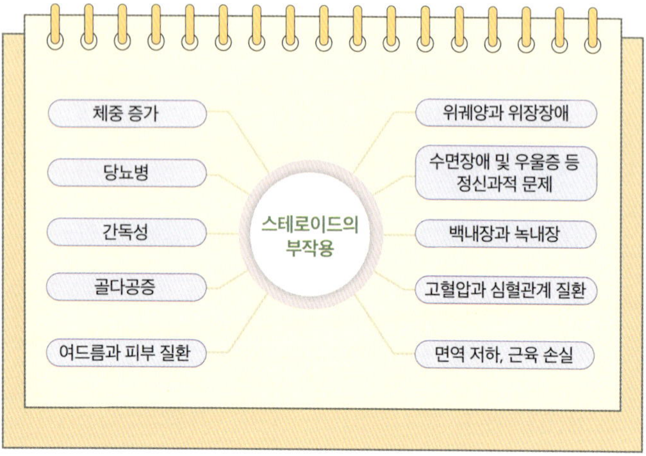
스테로이드의
부작용
체중 증가
당뇨병
간독성
골다공증
여드름과 피부 질환
위궤양과 위장장애
수면장애 및 우울증 등
정신과적 문제
백내장과 녹내장
고혈압과 심혈관계 질환
면역 저하, 근육 손실

16 뇌종양의 재발과 전이

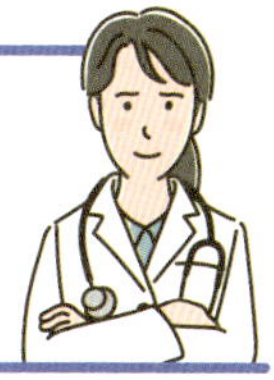

다른 암종과 구분되는 원발성 뇌종양의 독특한 특징이 있다. 뇌종양은 아무리 악성도가 높더라도 중추신경계 밖으로 전이되는 경우는 거의 없다는 것이다. 악성 뇌종양은 뇌와 척수를 포함하는 신경계 안에서만 재발된다. 물론 아주 드물게 폐나 간 등 신경계 이외의 장기로 전이되기도 하지만 이는 예외적인 경우로 생각해야 한다.

뇌종양의 재발은 원래 종양이 있던 주변에서 다시 생기는 경우가 가장 많지만 동떨어져 있는 뇌의 다른 부위에서 발생하기도 한다. 또 다른 전이 형태는 뇌척수액을 따라 중추신경계 전체에 암세포가 퍼지는 방식으로, 이를 '뇌척수액전이(CSF seeding)' 또는 '연수막전이(leptomeningeal seeding)'라고 한다. 이 경우 수술이 불가능하고 수모세포종이나 배아세포종 같은 소아 뇌종양을 제외하고는 방사선 치료나 항암 치료의 효과도 크지 않아 예후가 매우 불량한 말기 상태로 분류된다.

17 악성 뇌종양의 극복 사례

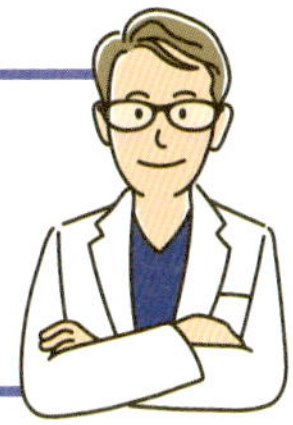

일반적으로 암은 5년 생존율에 기반하여 치료 효과와 예후를 가늠한다. 암 환자가 치료를 시작하고 5년 동안 생존하면 그 이후로는 재발 확률이 현저히 줄어들어 완치에 가까워진다고 생각한다. 그러나 예후가 매우 불량한 암은 이보다 짧은 기간을 기준으로 삼기도 한다. 예를 들어 악성 뇌종양의 대명사 격인 교모세포종의 경우 학계에서 장기 생존의 기준을 3년으로 본다.

악명 높은 교모세포종을 극복한 사례로서 특정 환자의 경우를 소개하기보다 객관적인 통계가 도움이 될 것이다. 서울대학교병원 통계에 따르면(*Neuro-Oncology Advances*, 2020 Jan-Dec; 2(1): vdz056, doi: 10.1093/noajnl/vdz056), 2005년부터 2015년까지 서울대학교병원에서 진단되고 치료받은 600명

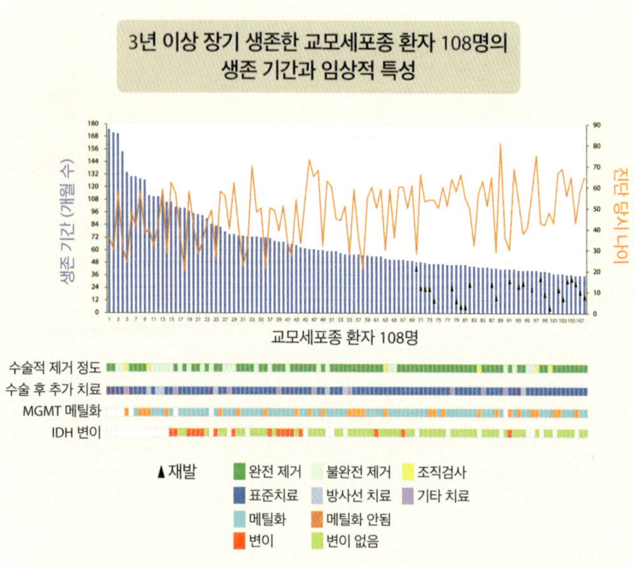

의 교모세포종 환자 중 2019년을 기준으로 108명(18퍼센트)이 3년 이상 생존했고 49명(8.2퍼센트)이 5년 이상 생존 중이다. 그중 가장 장기 생존한 환자는 14년이 넘도록 재발 없이 생활하고 있다.

주목할 것은 장기 생존하는 환자들의 임상적 특성을 보면 나이, 수술적 제거 범위, MGMT 메틸화, IDH 변이 등에서 좋은 예후 인자를 가지고 있는 경우가 많지만 반드시 그런 것은 아니라는 점이다. 따라서 나쁜 예후 인자를 가지

수술적 제거와 항암 치료를 하지 않은 교모세포종 환자 25명의 생존 기간

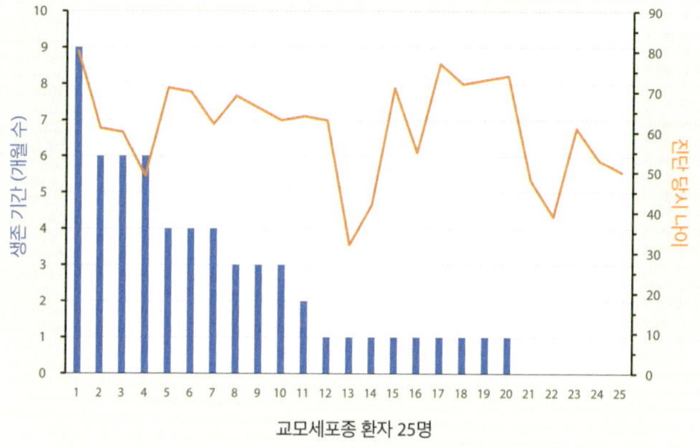

고 있다고 해서 실망하고 치료를 포기할 필요는 없다. 중요한 것은 주어진 여건에서 최선을 다해 치료에 임해야 희망도 품을 수 있다는 것이다.

아무리 운이 좋아도 적절한 치료가 아닌 다른 방법으로 좋은 결과를 기대하기는 어렵다. 2005년부터 2015년까지 조직검사로 교모세포종이 확진된 후 수술적 제거와 항암 치료를 받지 않고 호스피스 케어나 병원 외에서 다른 치료를 받은 환자 25명의 생존 기간을 보면 가장 오래 생존한 환자가 9개월이었고 72퍼센트에 해당하는 18명은 3개월 이하였다. 필자의 경험에 비추어 봐도 예후가 좋은 환자들의 공통점은 긍정적인 태도로 항상 모든 것에 최선을 다하는 경우였다. 반대로 환자나 보호자가 모두 비관적인 걱정에 휩싸여 결정을 내려야 할 때 주저하는 경우 대체로 결과가 좋지 않았다. 따라서 아무리 실망스러운 상황이더라도 희망을 기대할 수 있는 가장 확률 높은 방법을 선택하여 의지를 가지고 극복해 나가는 것이 중요하다.

뇌종양에 대한 궁금증

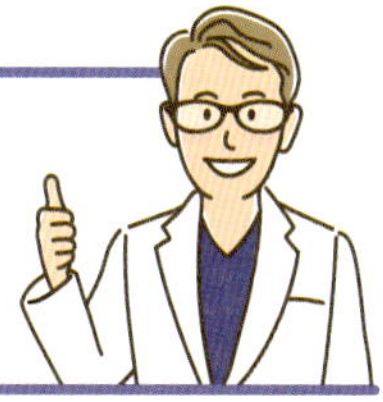

Q 휴대전화를 많이 사용하면 뇌종양이 발생하는가?

A 논란이 많은 이슈이지만 결론적으로 말하자면 휴대전화와 뇌종양 발생 사이에 명확한 관련성은 없다고 보는 편이 맞겠다. 역학연구 결과는 엇갈리지만 객관적으로 믿을 수 있는 충실한 연구결과는 드문 상황이다. 우리나라의 경우 일반인들이 휴대전화를 1990년대부터 사용하기 시작하여 2000년대에 스마트폰이 대중화되었는데, 뇌종양 발생은 2010년부터 서서히 늘었기 때문에 마치 휴대전화 사용이 원인이라는 오해를 불러일으킬 수 있다. 그러나 우리나라에서 뇌종양 발생이 증가한 이유는 급격한 인구구조의 변화와 영상의학검사 건수의 증가에서 찾을 수 있다. 동일한 시대상에서 인구구조의 변화가 없는 다른 나라의 경우

뇌종양의 발생률은 변하지 않았다. 휴대전화와 청신경초종 발생의 관련성도 제기된 바 있지만 다수의 연구에서 뒷받침되지 않았다.

Q 해면상 혈관종과 유피낭종도 뇌종양인가?

A 두개강 내에 발생한 해면상 혈관종과 유피낭종은 엄밀히 말해 비정상 세포가 분열하여 증식하는 신생물을 뜻하는 통상적 의미의 종양은 아니다. 해면상 혈관종은 아주 작은 모세혈관의 기형으로, 미세출혈이 반복되면서 출혈 흔적이 점점 커져 마치 종양이 성장하는 것처럼 오해되는 병변이다. 더 이상 출혈을 일으키지 않으면 경과 관찰을 하되, 위치에 따라 출혈이 반복되어 증상을 유발하면 수술적 제거가 필요하다.

유피낭종은 두개강 내에 존재해서는 안 되는 피부세포가 선천적으로 없어지지 않고 남아 있으면서 문제를 일으키는 일종의 기형종이다. 표피조직에서 발생하는 각질, 콜레스테롤 결정, 머리카락 등이 계속 쌓이면서 점점 커지기 때문에 종양으로 오인되기도 한다. 증상을 유발하면 수술로 제거해야 하며, 내용물을 싸고 있는 표피조직을 제거해야 재발을 막을 수 있다. 아주 드물게 표피조직이 악성화되어 편

평세포암으로 발전하기도 한다.

Q 개두술을 시행할 때 머리카락을 모두 깎아야 하는가?

A 병원이나 집도의 스타일에 따라 다르다. 개두술의 범위나 접근 방법이 항상 일정한 뇌혈관 수술은 대부분 개두술을 적용할 부분만 삭발하거나 두피 절개선을 따라 머리카락을 제거하고 시행할 수 있다. 머리카락과 두피 소독을 잘 하고 수술 전처리를 하면 수술 상처 주변에 모발이 있더라도 감염 위험성이 크지 않기 때문에 환자가 원하면 부분 삭발만 하고 진행할 수 있다.

다만 뇌종양 수술은 종양의 모양과 위치에 따라 접근 방식이 다양하고 수술장에서 네비게이션에 따라 개두술의 범위나 방향이 세부적으로 변경되는 경우도 흔하므로 집도의 입장에서는 전체 삭발을 하는 것이 자유롭게 최적의 수술 계획을 디자인하는 데 훨씬 수월하다. 환자 입장에서도 모발이 없으면 수술 후 관리가 용이한 점도 있다. 또한 악성 종양의 경우 수술 후 방사선 치료나 항암 치료를 해야 하는데, 이때 탈모가 진행되는 경우도 많아 불편함을 감수하고 모발을 보존하는 것이 큰 의미가 없을 수도 있다. 일반적으로 2~3개월 후면 모발이 다시 자라 원래 모습으로 돌아갈 수 있다.

Q 뇌종양 치료 중 주의해야 할 음식은 없는가?

A 일상적으로 먹는 음식 중에서는 특별히 피해야 할 음식은 없다. 항암 치료 중에도 특정 음식에 주의해야 할 필요는 없고, 회와 같은 날것을 먹어도 크게 상관없다. 다만 일상적인 음식 외에 다른 약제나 특수식품은 간이나 신장 수치 등에 영향을 미쳐 항암 치료를 방해할 수 있으므로 피하는 것이 좋다. 뇌종양 예방에 좋다고 알려진 음식이나 건강식품도 과학적으로 증명된 바가 없으므로 경제적 부담을 감수하며 섭취할 필요는 전혀 없다.

암환자가 고기와 같은 단백질을 먹지 말아야 한다거나 암세포를 굶겨 죽이려면 식사량을 줄여야 한다는 속설은 모두 잘못된 것이다. 암세포는 우리 몸에서 영양분을 빼앗아가고 항암제 치료는 체력을 크게 소모시키므로 암과 싸워 이기려면 충분한 영양 상태를 유지해야 한다. 항암 치료로 손상된 정상세포가 회복하는 데에도 균형 잡힌 영양 공급이 필수적이다.

Q 뇌종양 방사선 치료 시 새로 도입된 양성자 치료나 중입자 치료가 더 효과적인가?

A 최근 국내에 도입되어 암 치료에 사용 중인 양성자 치료나 중입자 치료는 조사하는 방사선이 입자에 의한 것으로, 기기에서 전자기파를 조사하는 기존의 방사선 치료와 달리 거대한 시설을 필요로 한다. 전자기파는 일정 속도로 인체를 통과하며 조금씩 에너지를 방출하지만, 입자는 인체를 통과하다 일정한 깊이에서 단번에 에너지를 방출하고 이후에는 에너지를 내지 않아 목표물 이외의 정상조직에 영향을 주지 않는다는 장점이 있다. 다만, 뇌종양의 경우 해부학적 위치에 따라 양성자나 중입자 치료가 유리한 경우도 간혹 있겠으나 신경교종처럼 경계가 불명확한 경우는 장점으로 작용하지 않을 수 있다.

현재로서는 뇌종양에서 양성자나 중입자 치료가 기존 방사선 치료와 비교했을 때 효과적이라는 확실한 증거가 아직 나오지 않았으며, 국내에서도 뇌종양에 적극적으로 시도하거나 추천되는 상황은 아니다. 다만 소아의 경우 중추신경계 전체에 방사선을 조사하는 전뇌척수 조사를 많이 시행하는데, 이때 척추뼈와 주변 장기 조사량을 최대한 줄여서 성장을 저해하지 않고 2차 암 발생 가능성을 낮추려는 목적으로 양성자 치료를 추천한다.

Q 면역치료나 온열치료는 효과가 있는가?

A 우리 몸의 면역 체계는 매우 복잡하며 암과 관련된 면역 체계는 특히 더 그렇다. 암세포에 반응하는 면역 체계의 정교한 조절 기전에 대한 정보나 지식 없이 단순히 비특이적으로 면역을 증강시키거나 막연하게 면역을 억제시키는 것은 바람직하지 않다. 시중에서 보조적으로 시행하는 면역치료나 온열치료에 대해서는 해로운 효과가 명확하게 보고된 적은 없지만, 그렇다고 모두가 인정하는 효능이 입증된 적도 없으며, 대부분은 정상 의료 제도권 밖의 치료이다. 따라서 항암 치료에 전념해야 하는 중요한 시기에 경제적인 부담을 감수하며 이러한 치료를 병행하는 것은 치료 결과에 대한 평가에 혼선을 초래할 수 있다.

현재 일반적으로 행해지는 면역치료와는 달리 면역세포를 이용한 항암 치료가 활발하게 개발 중이며 이에 대한 기대 또한 크다. 이는 모두 암 면역 체계에 대한 정확한 지식을 바탕으로 명확한 표적과 작용 기전에 대한 상세한 설명이 가능한 치료제들이다. 안타깝게도 현재까지 뇌종양에 성공적으로 효능을 보인 면역치료제는 없지만, 가까운 미래에 임상에 적용할 수 있는 면역치료제가 개발될 것으로 기대한다.

Q 재활치료는 어떤 경우에 도움이 되는가?

A 재활치료에는 물리치료(걷기, 균형 잡기), 작업치료(인지 기능, 삼키기, 옷 입기, 화장실 사용 등 일상생활 동작), 언어치료(말하기, 생각 표현) 등이 있다. 재활치료가 가장 효과적인 경우는 수술 등 뇌종양 치료로 종양의 진행을 둔화시킨 상태에서 신체기능을 회복시키고자 할 때이다. 따라서 종양이 진행 중인 상태에서는 재활치료의 효과가 반감될 수밖에 없다. 예를 들어, 수술 후 신경학적 결손이 발생했을 때 종양이 완전 제거된 상태라면 충분히 시간을 가지고 재활치료를 하여 상당 부분 기능 회복을 기대할 수 있으나, 종양이 많이 남아 있고 방사선 및 항암 치료로 효과를 보지 못하는 경우 재활치료를 열심히 하더라도 기능 회복의 정도와 기간에 한계가 있다. 그렇다고 신체 기능이 손상된 상태에서 아무런 노력도 하지 않으면 기능이 더 퇴화되어 다른 합병증을 유발할 뿐 아니라, 나중에 종양이 호전되더라도 기능 회복이 어려워진다. 예를 들어, 마비가 온 상지나 하지를 움직이지 않은 채로 방치하면 붓고 혈전이 생겨서 치명적인

폐색전증으로 발전하기도 한다. 재활치료의 목표는 손상된 신체 기능의 종류와 정도에 따라 회복, 개선, 유지 중에서 정하게 되며, 기능의 완전 회복을 기대하기 어려운 상황이더라도 신체의 다른 기능을 훈련하여 보상하거나 보조도구를 이용하여 일상생활을 영위할 수 있는 방법을 터득하게 한다.

Q 뇌종양에 좋은 운동은 무엇인가?

A 뇌종양은 종류와 상황이 다양하기 때문에 일반화해서 이야기하기 어렵지만, 걷기나 조깅 같은 가벼운 유산소 운동을 추천한다. 체조 같은 유연성 운동도 괜찮다. 그러나 뇌압에 영향을 줄 수 있는 심한 근력 운동이나 다이빙, 잠수 등은 피하는 것이 좋다.

Q 뇌종양 환자는 비행기 여행이 가능한가?

A 뇌종양으로 인한 뇌압 상승의 위험이 있는 경우에는 고도 상승에 따라 뇌압에 변화가 생길 가능성이 있으므로 장거리 항공 여행은 삼가는 것이 좋다. 항공사에 따라 뇌종양 환자에게 의사 소견서를 요구하는 경우도 있다. 그러나 뇌종양 치료 후에 안정적인 뇌압을 유지하는 상태라면 정

상적인 비행 조건에서 객실 기압에 큰 변화가 없으므로 장거리 비행기 탑승에 제한은 없다. 다만 최근 뇌전증 병력이 있으면 불규칙한 수면 상태로 인해 뇌전증이 유발될 수 있으므로 항경련제를 잘 복용하고 충분한 수면을 취하면서 보호자와 동반하는 것이 좋다. 또한 션트 수술을 한 경우에도 공항 보안검색대에서 발생하는 자기장이 션트 밸브의 압력 설정을 변화시킬 만큼 강하지는 않으므로 특별히 신경쓸 필요는 없다.

Q 뇌종양 환자가 운전을 해도 되는가?

A 뇌종양 자체보다는 뇌종양으로 인한 신경학적 증상에 따라 운전 가능 여부를 판단해야 한다. 뇌종양으로 인해 심한 인지기능 장애나 정신과적 문제가 있는 환자는 당연히 운전을 하면 안 된다. 그리고 뇌종양이 시신경, 측두엽, 후두엽 등에 위치하여 시력 저하 및 시야 결손을 유발하거나 복시가 있는 경우도 사고 위험성이 있으므로 운전을 삼가야 한다. 뇌전증 병력이 있을 때는 조절 여부에 따라 운전 허용 조건이 나라마다 다른데, 우리나라의 경우 대한신경종양학회에서 뇌전증이 있는 뇌종양 환자의 운전 지침에 대한 가이드라인을 제시해 놓은 것이 있다(*Brain Tumor Research* *and Treatment*, 2021 Apr;9(1):9-15. doi: 10.14791/btrt.2021.9.e7). 뇌전증 병력이 있으면서 항경련제를 복용 중인 경우 운전을 하려면 적어도 1년 이상 뇌전증이 없어야 가능하며, 항경련제를 감량하거나 중단한 이후 1년 이상 뇌전증이 없어야 운전을 할 수 있다. 다만 의식 소실 없이 국소적 뇌전증만 있는 경우에는 운전이 가능하다.

Q 언론에서 암을 곧 정복할 수 있다는 연구결과가 매일같이 발표되는데, 왜 실제 임상 현장에서 달라지는 것이 없을까?

A 언론에 발표되는 내용은 주로 연구자가 연구논문을 저널에 발표했을 때 홍보하는 것으로, 이때 기사 제목은 관심을 끌기 위해 과장되거나 과대 포장되는 경우가 많다. 대부분 기초연구결과로 가능성을 제시한 것일 뿐 실제 임상에 의미 있게 적용될 확률은 극히 낮다. 따라서 큰 기대를 가지기보다는 학문적 발전 과정의 일부로 이해하는 것이 좋다.

다만 3상 임상시험에서 우수한 효과가 확인된 경우는 조만간 식약처의 허가를 받아 임상에 적용할 가능성이 높아서 주목해 볼 만하다. 기초연구에서 신약 후보 물질을 발굴하여 임상시험에 들어가는 것도 쉽지 않은 일이지만 1상, 2상, 3상 임상시험을 차례로 통과하는 동안 100개의 후보 항암제 중 최종적으로 임상에 쓰일 약제는 3~5개에 불과하므로 엄청난 관문을 뚫고 검증된 신약으로 볼 수 있다.

사회에서 접하는 여러 암 관련 치료제 홍보물 중 어떤 임상시험을 했고 그 결과가 무엇인지에 대해 구체적으로 밝히지 않고 단순히 유명 병원을 거론하면서 임상시험 자체만 언급하는 것은 큰 의미가 없으므로 현혹되지 않도록 조심해야 한다.

Q 기존 항암제 치료에 반응하지 않고 더 이상 쓸 수 있는 약제가 없을 경우 치료 방법은 없는 것인가?

A 모든 치료에 최선을 다했음에도 재발하거나 병이 진행된 경우, 계속 치료를 이어 나가고 싶다면 표적항암제와 같은 신약을 시도해 볼 수 있다. 적합한 임상시험에 참여하거나, 사전승인 요법에 해당되는 항암제가 있는지 찾아보는 것이 가능하다. 뇌종양 치료를 위해 허가된 약제 이외에 다른 약제를 사용하는 것은 국내에서는 불법이다. 임상시험이나 사전승인 요법의 대상자가 될 수 있는지 알아보기 위해서는 대개 유전자 패널 검사와 같은 유전자 검사 결과가 필요하다.

임상시험 참여와 관련해서는 임상시험 기관도 다양하고 환자의 현재 상태가 시험에 적합한지 전문적인 판단을 필요로 하기 때문에 치료 중인 병원의 담당 의료진에게서 정보를 얻는 것이 좋다. 우리나라에서 참여 가능성이 있는 임상시험에 대한 정보는 보건복지부에서 운영하는 한국임상시험참여포털(https://www.koreaclinicaltrials.org/)에서 암종별로 검색할 수 있다.

항암제의 사전승인 요법이란 완전히 인정되지 않은 논문이나 임상시험 결과를 근거로 식약처 허가 범위를 넘어 항암제를 사용하려는 경우, 의료기관 내 다학제적위원회 협의를 거쳐 건강보험심사평가원장의 사전승인을 받고 해당 신청기관에 국한하여 항암치료를 시행하는 것이다. 외국에서는 시행되는 off-label drug use(OLDU) 프로토콜에 해당한다고 볼 수 있는데, 적용 가능 여부는 기관별로 다르므로 이에 대한 정보는 담당 의료진으로부터 얻는 수밖에 없다. 대한뇌종양학회에서 발간한 2023년 현재 우리나라에서 기관별로 가능한 신경교종에 대한 사전승인 요법에 대한 정보를 정리한 논문을 참고할 수도 있다(*Journal of Korean Neurosurgical Society*, 2023 May;66(3):308-315. doi: 10.3340/jkns.2023.0046).

임상시험이나 사전승인 요법의 대상자가 되기 위해서는 조건과 시기가 맞아야 하고 설령 대상자로 선정되어도 성공률이 높지 않으므로 환자의 상태를 고려하지 않고 무리하게 치료를 이어가는 것은 바람직하지 않다.

Q 교모세포종 치료를 중단하면 어떤 경과를 밟게 되는가?

A 일반적으로 거동이 점점 어려워지고 침대에 누워 잠을 자는 듯한 시간이 조금씩 늘어나면서 서서히 혼수상태에 빠지게 된다. 이 과정에서 뇌전증이 동반되어 상태가 갑자기 악화되는 경우도 있지만, 대부분 의식 저하가 선행되므로 두통이나 통증은 크게 문제 되지는 않는다. 보통 3개월 정도 진행되며 영면에 이르는 데 6개월이 넘어가는 경우는 거의 없다. 종양의 진행에 의해 뇌간 기능 부전으로 사망에 이르기도 하지만, 의식이 없는 상태로 침상 생활을 하면서 폐렴이나 패혈증과 같은 감염에 의한 합병증 때문에 사망하는 경우도 많다.

교모세포종 환자 중 대다수는 최선을 다해 치료했음에도 불구하고 시기의 차이는 있지만 언젠가는 재발을 경험하게 된다. 물론 재발 시 여러 치료 방법을 시도할 수 있지만 더 이상의 치료가 효과를 크게 기대하기 어렵거나 환자에게 고통만 가중시킬 것으로 예상되는 경우 적절한 시점에 적극적인 항암치료를 중단하고 평온하게 생을 마무리할 수 있도록 호스피스 케어를 고려하는 게 좋다. 이는 환자와 가족이 마지막 시간을 보다 평화롭게 보낼 수 있도록 도울 수 있다. 최근에는 치료를 종결하는 말기암 단계가 아니더라도 질병 초기에 환자가 이성적인 판단이 가능한 상태에서 미리 계획을 세우고 대처할 수 있도록 호스피스 상담을 조기에 시작하는 경향이 있다.

Q 뇌종양으로 장애가 남은 경우 장애인 등록이 가능한가?

A 뇌종양 치료 종결 후 6개월 이상 장애에 호전이 없을 경우 장애인 등록이 가능하다. 뇌종양과 관련된 장애의 종류에는 뇌병변장애, 시각장애, 청각장애, 안면장애, 뇌전증장애, 지적장애 등이 있다. 장애 판정을 받으려면 각 장애별로 전문의의 객관적인 검사와 진찰 소견이 있어야 한다. 장애는 더 이상 호전을 기대하기 어려운 고정된 상황을 의미하는 것이므로 뇌종양을 치료 중이거나 질병이 진행하여 신경학적 결손이 변할 가능성이 높은 경우에는 판정하기 어렵다. 최초로 장애 판정을 받고 재판정을 받으려면 2년이 경과해야 하기 때문에 처음에 판정받을 때 신중할 필요가 있다. 경미한 장애로 장애 판정을 받은 후 악화되어 정말 필요한 시기에 판정을 받지 못하여 난감해질 수도 있기 때문

이다. 장애인 등록을 원하는 환자는 지정된 의료기관 또는 치료받은 병원에서 장애 판정을 받아서 각 행정복지센터에 비치된 등록신청서와 같이 제출하면 정부에서 최종 심의하여 장애인 등급 판정을 한다. 단 실제로 도움이 되는 혜택 중 상당수는 3등급 이하인 정도가 심한 중증장애인에 해당되므로 장애 유형별 기준을 잘 알아보고 신청 여부를 결정하는 것이 좋다.